Ragini Sanaye
Prasad Mhaske
Bhoomi Parmar

Distúrbios da articulação temporomandibular e sua gestão - Parte 2

Ragini Sanaye
Prasad Mhaske
Bhoomi Parmar

Distúrbios da articulação temporomandibular e sua gestão - Parte 2

ScienciaScripts

Imprint

Any brand names and product names mentioned in this book are subject to trademark, brand or patent protection and are trademarks or registered trademarks of their respective holders. The use of brand names, product names, common names, trade names, product descriptions etc. even without a particular marking in this work is in no way to be construed to mean that such names may be regarded as unrestricted in respect of trademark and brand protection legislation and could thus be used by anyone.

Cover image: www.ingimage.com

This book is a translation from the original published under ISBN 978-620-7-65287-7.

Publisher:
Sciencia Scripts
is a trademark of
Dodo Books Indian Ocean Ltd. and OmniScriptum S.R.L publishing group

120 High Road, East Finchley, London, N2 9ED, United Kingdom
Str. Armeneasca 28/1, office 1, Chisinau MD-2012, Republic of Moldova, Europe
Printed at: see last page
ISBN: 978-620-7-74553-1

DISFUNÇÕES DA ARTICULAÇÃO TEMPOROMANDIBULAR E SUA GESTÃO - PARTE 2

Índice

1. DIAGNÓSTICO, INVESTIGAÇÃO E TRATAMENTO DAS PERTURBAÇÕES DA ARTICULAÇÃO TEMPOROMADIBULAR

O diagnóstico e o planeamento do tratamento bem sucedido das desordens da articulação temporo-mandibular que envolvem alterações funcionais e/ou estruturais requerem vários meios de diagnóstico, sendo a história sistemática e o exame detalhado os requisitos iniciais e principais.

Os diferentes meios auxiliares de diagnóstico são os seguintes

I) HISTÓRIA

A) Queixa principal

Dor - Data de início

- Localização a) Unilateral

    b) Bilateral

- Frequência

- Duração

- Qualidade

- Dispositivos de acionamento

- Factores de alívio da dor

B) **Histórico médico**

- Artrite

- Diabetes

- Doença cardíaca

- História gastrointestinal (úlceras duodenais, colite)

C) **História dentária**

i) Avaliação das experiências dentárias anteriores

ii) Tratamento anterior da articulação temporo-mandibular

iii) Dor em dentes específicos

iv) Sintomas orais para além da dor

a) Bruxismo

b) Fadiga muscular

c) Sangramento gengival

d) Inchaço

e) Inchaço facial

D) História pessoal e avaliação psicológica

- Estado civil

- Crianças

- Pais

- Doença na família

- Hábitos de trabalho

- Ambiente

- Hábitos de sono

II EXAME CLÍNICO

A)   Simetria facial

B)   Relação das linhas médias - Aberta e fechada mostrando o desvio

mandibular (geralmente aberto para o lado afetado)

C)   Exame intra-oral

- Cáries

- Vários tipos de próteses e restaurações

- Falta de dentes

- Dentes extrudidos

- Dentes deslocados para a língua e para a boca

D) Desvio de hábitos

- Impulso incisal

- Molar a molar

- Impulso de protrusão bimaxilar

- Impulso de classe III

- Pseudo

- Esqueleto

- Impulso de mordida aberta

- Impulso de mordida fechada

- Impulso unilateral posterior

- Impulso bilateral posterior

E) Palpação

- Dores nas articulações

- Processos coronóides

- Ternura nos músculos da mastigação, cabeça e pescoço, ombros e costas

- Sensibilidade na parede anterior (determinada colocando os dedos pequenos no meato auditivo externo e pressionando para a frente)

F) Auscultação

- Crepitação

- Esfregar

- Clique na abertura sagital

- Clique fechado sagital

G) Teste de vitalidade da polpa, teste de percussão de vários dentes, cinesiologia aplicada, procedimentos de teste, avaliação nutricional, análise do cabelo, análise da urina, análise do sangue

III EXAME RADIOGRÁFICO

Radiografias para o diagnóstico de perturbações da articulação temporo-mandibular. Devem ser efectuadas se a história e o exame revelarem alterações estruturais da articulação, uma neoplasia, a síndrome estiloide-estiloide ou quando um doente é encaminhado sem radiografias e tem uma história prolongada de tratamento sem resposta favorável, uma vez que, no que diz respeito à exposição à radiação, não devem ser consideradas radiografias de rotina.

A interpretação radiográfica deve seguir as linhas de interpretação radiológica na doença da articulação temporomandibular, uma vez que os sinais e sintomas clínicos da função e disfunção do componente da articulação temporomandibular (a oclusão, as estruturas de suporte dos dentes, o sistema neuro-muscular) também devem ser considerados.

A articulação temporo-mandibular é tecnicamente uma das áreas mais difíceis para o radiologista devido às estruturas ósseas que se sobrepõem ao processo zigomático, ao processo mastoide e à parte petrosa do osso temporal.)

1. Radiografia convencional

Realiza-se com um aparelho de raios X convencional, utilizando apenas equipamento radiográfico básico,

As radiografias convencionais são classificadas como

A) Projecções convencionais laterais

1) Projeção transcraniana

A cassete de filme de raios X é posicionada contra a superfície da pele facial no lado de interesse, no plano sagital. A radiografia é posicionada no lado contra-lateral do crânio para que o feixe central se projecte para baixo através do crânio.

Valor de diagnóstico

a)   Alterações no aspeto lateral das superfícies de articulação, por exemplo, artrite

b)   Avaliação da posição do côndilo na fossa glenoide

2. Projeção infra-craniana

A cassete de filme de raios X é posicionada contra o lado da cabeça do doente, paralelamente ao plano sagital junto à articulação temporomandibular de interesse[18] . A radiografia é colocada no lado contra-lateral com o feixe central angulado 5 a 10 graus, dirigido cranialmente e posteriormente 10 graus para dirigir o feixe central através da incisura sigmoide

- Abre a boca por causa de

a)   O côndilo de interesse afasta-se da base densa e sobreposta do crânio, proporcionando um contraste radiográfico muito maior

b)   Alarga o tubo entre a incisura sigmoide e o processo zigomático, através do qual passa o feixe central de raios X

Valor de diagnóstico

a) Visualização grosseira do processo condilar

b) Diagnosticar fracturas do côndilo

B) **Projeção frontal convencional**

a) Projeção transorbital - Permite sobreposições mínimas sobre o

processo condilar. Com a ponta da cabeça para baixo cerca de 10

graus, de modo a que a linha antomeatal fique horizontal e o doente

se sente direito. A cabeça do tubo é colocada à frente do doente e

dirige o raio central através da ATM de interesse. A película de raios

X é posicionada atrás da cabeça de modo a que o raio central fique

perpendicular a esta, com a boca aberta para que o côndilo saia da

fossa articular.

Valor de diagnóstico -

1) Visualização dos côndilos e da eminência articular

C) **Radiografias panorâmicas** - Um tipo de radiografia extra-oral que

mostra todos os maxilares superior e inferior numa única película contínua.

D) **Tomogramas** - Esta técnica permite o seccionamento radiográfico da

ponta em diferentes níveis do complexo foosa condilar, o que proporciona vistas individuais do pólo medial ao lateral

E) **Tomografia computorizada** - Fornece uma combinação de vistas tomográficas da articulação combinadas com o melhoramento por computador de imagens de tecidos duros e moles.

F) **Imagens de Ressonância Magnética**

    a. F ou avaliação dos tecidos moles da ATM

    b. Permite excelentes imagens da S.T. intra-articular para avaliação da morfologia e posição do disco.

G) **Imagiologia nuclear** - Implica a injeção de 99 cc, um isótopo emissor de raios gama que se concentra em áreas de metabolismo ósseo ativo. Após 3 horas da injeção, são obtidas imagens com uma câmara gama.

H) **Artrografia da ATM -**

Valor de diagnóstico -

I) Perturbação do disco.

2) Perfuração do disco, ou seja, estado dos tecidos moles da articulação temporomandibular.

Realizado como -

Perfurar os espaços articulares superior e inferior e injetar 0,5 - 1,5 ml de meio de contraste radiográfico primeiro no espaço inferior e depois no espaço superior. São efectuadas radiografias sequenciais após a especificação do espaço articular com os maxilares fechados e em fases graduais de abertura.

No artrograma da articulação temporomandibular - o disco aparece como um vazio radiolucente entre duas poças opacas de meio de contraste, normalmente não há comunicação entre os dois espaços articulares. A opacificação de ambos os espaços articulares após a injeção de meio de contraste em apenas um denota patologia.

Uma técnica mais recente - a artrografia de duplo contraste, em que o corante é injetado no espaço articular superior e inferior, sendo depois retirado e seguido de uma nova injeção de ar. Isto permite uma boa visualização da forma e da posição do disco.

IV) ELECTROMIOGRAFIA

O período de silêncio da eletromiografia é medido porque o seu prolongamento é diagnóstico de

a. Disfunção da articulação temporomandibular

b. Síndrome MPD

c. Síndrome de stress mandibular

d. Artrite traumática crónica da articulação temporo-mandibular

e. Artrose

f. Artrite reumatoide da ATM apenas quando, em correlação com a história sugestiva e o exame físico do paciente

V) ESTUDO DE CASTAS

Antes de se efectuarem os modelos de estudo, deve ser feito um exame preliminar da oclusão e devem ser removidas as interferências oclusais grosseiras na relação cêntrica.

Os moldes de estudo permitem

a)   Morfologia dos dentes.

b)   Relação intra-arco

c)   Factores de atrito

d)   Relações de contacto

e)   Posição dos dentes

f)   Forma do arco

-   O molde corretamente montado permite uma análise oclusal funcional intra-oral

-   Oclusão cêntrica, relação cêntrica, dimensão vertical, interferências laterais de trabalho e de equilíbrio, interferências protrusivas e

-   Análise das excursões laterais, função protrusiva.

VI) INDICADORES DE OCLUSÃO [18]

Os indicadores de oclusão podem ser divididos em indicadores qualitativos e quantitativos, sendo a principal diferença o facto de os indicadores quantitativos serem capazes de medir os eventos de contacto dentário.

Indicadores qualitativos

- Articulação do papel

- Articulação da seda

- Articulação da película

- Película metálica de calço

- Indicador de ponto alto

Indicadores quantitativos

- Sistema de análise oclusal T-Scan

- Paciente dentário virtual

INDICADORES QUALITATIVOS

Papel de articulação: Os papéis articuladores são os indicadores qualitativos mais frequentemente utilizados para localizar os contactos oclusais intra-oralmente. Diferem em termos de largura, espessura e tipo de corante impregnado.

Articula a seda: É constituída por um pigmento de cor micronizado, incorporado numa emulsão de óleo de cera. Como tem uma textura suave, não produz pseudomarcações durante a utilização e é eficaz quando utilizada intra-oralmente. É altamente adequado para utilização em superfícies altamente polidas, particularmente cerâmica e ouro em modelos de laboratório, onde uma tira pode ser utilizada até dez vezes.

Película de articulação: A película articuladora Artifol (Bausch Inc.) tem uma espessura de apenas 8 μ, o que é muito inferior ao nível de perceção de espessura do doente. É constituída por uma emulsão com uma espessura de 6 μ, que é hidrofóbica e está contida numa película de poliéster. Deve ser utilizado com suportes especiais num ambiente seco. É universalmente aplicável, tanto intra-oralmente como em modelos de laboratório.

Película metálica de calço: A película de calço metálico tem uma superfície metálica num dos lados e o outro lado é codificado por cores. É principalmente indicado para utilização na terapia de talas oclusais, de modo a marcar com precisão os contactos na tala macia no laboratório.

Indicador de ponto alto: É fornecido na forma líquida e é indicado para utilização no laboratório para verificar os contactos proximais de coroas, inlays, onlays, coroas telescópicas e clasps. O líquido é aplicado com um pincel na superfície proximal do coping e forma uma película com uma espessura de 3 μ. O corante é então colocado no molde e, ao ser removido, a área de contacto proximal é delineada como uma área visível no material de base da coroa.

O método do indicador de oclusão de duas fases: Neste método, a utilização sequencial do papel de articulação e da película de articulação realça as áreas de interferência reais de forma precisa e clara. O papel de articulação é inicialmente utilizado para marcar os contactos representados como uma região central clara rodeada por um rebordo periférico de corante. No passo seguinte, a película de articulação de uma cor contrastante é utilizada para marcar os pontos de contacto no centro das áreas de contacto destacadas pelas marcações do papel de articulação anteriormente. São as áreas centrais marcadas pela folha de articulação que constituem as interferências reais e que devem ser eliminadas.

INDICADORES QUANTITATIVOS

T-Scan

O sistema de análise oclusal T-Scan *(Tekscan)* é um sistema compatível com a Microsoft que pode registar uma determinada sequência de contacto em incrementos de 0,01 s. É composto por um sensor piezoelétrico de folha de alumínio, uma pega para o sensor, hardware e software para registar, analisar e visualizar os dados. O T-Scan identifica a magnitude do tempo e a distribuição dos contactos oclusais.

Técnica de registo - A pega de registo com o sensor e o suporte de arco é colocada entre os incisivos centrais superiores do paciente. O registo é iniciado premindo o botão na pega de registo. Pede-se ao paciente que feche a boca até atingir a intercuspidação completa, sem fazer qualquer movimento de excursão.

Interpretação dos dados - Os dados registados são apresentados sob a forma de um filme de força, no qual a trajetória do centro da força mostra a história do percurso do centro da força desde o início da gravação do filme de força até ao fotograma atual apresentado. O movimento da trajetória indica para onde é dirigida a soma das forças quando mais dentes do paciente entram em contacto sequencialmente. Assim, ao obter informações sobre o primeiro contacto oclusal, este pode ser ajustado e pode ser estabelecido um contacto oclusal simultâneo. O resultado desta terapia oclusal é que o paciente pode sentir uma sensação de contacto mais generalizada no final, uma vez que o estabelecimento de contactos oclusais simultâneos bilaterais verdadeiros e mensuráveis é possível com o T-Scan[20] .

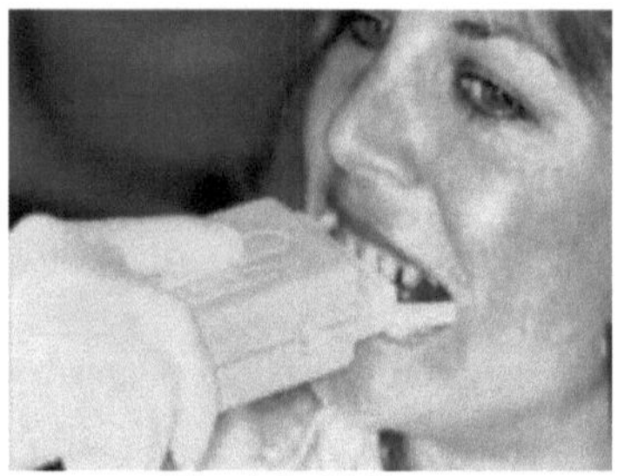
Fig 6.1- T-Scan

Paciente dentário virtual[21]

Trata-se de um conceito recentemente introduzido, em que o paciente dentário tridimensional é montado a partir dos dados digitalizados dos moldes da dentição de um paciente. Isto fornece informação quantitativa que ajudaria na avaliação da sua função mastigatória e na identificação das interferências oclusais. Além disso, a comparação sequencial destes contactos oclusais permite ao dentista identificar as alterações na oclusão do doente ao longo do tempo. Isto também ajuda na avaliação de distúrbios temporomandibulares devidos a discrepâncias oclusais.

RESUMO[16]

As análises sanguíneas incluem cálcio, fosfato ou fosfatase alcalina, para uma possível doença óssea. A taxa de sedimentação de eritrócitos (ESR) elevada e o fator reumatoide positivo apontam para artrite reumatoide. Os níveis séricos de ácido úrico têm de ser estimados se houver suspeita de gota. Os níveis séricos de creatina e creatina fosfoquinase servem como indicadores de doença muscular. A principal modalidade de investigação nas perturbações da ATM inclui estudos radiológicos/tomografia computorizada (TC), antes de as alterações artríticas e as anomalias ósseas congénitas serem bem visualizadas nas radiografias simples.

A RM é o exame de eleição sempre que se suspeita de DI, porque é a única modalidade que visualiza diretamente o menisco e outros componentes articulares dos tecidos moles. No entanto, os componentes ósseos são melhor visualizados na TC do que na RM. A artrografia/artroscopia constitui o padrão de critério na investigação de anomalias do menisco da ATM, mas é invasiva e atualmente utilizada de forma muito selectiva devido às complicações associadas. Embora se diga que a artrografia é o padrão de critério, a RM parece estar a tornar-se rapidamente o exame de eleição. As vantagens da RM em relação à artrografia incluem o facto de a RM não ser invasiva, não necessitar de radiação ionizante para a aquisição de imagens, obter facilmente imagens multiplanares numa variedade infinita de secções anatómicas, permitir a visualização direta dos componentes dos tecidos moles (incluindo o disco e as estruturas articulares), permitir uma avaliação bilateral fácil, permitir a avaliação do derrame e da inflamação articulares e obter facilmente imagens de estruturas fora da articulação, como a cápsula articular e os músculos da mastigação.

GESTÃO DA ARTICULAÇÃO TEMPOROMANDIBULAR DESORDENS[16]

Apesar de uma grande percentagem da população apresentar sinais e sintomas de DTM, estima-se que apenas 2% ou menos da população em geral procura tratamento para um sintoma de DTM.

O tratamento da dor miofascial divide-se em quatro fases.

Fase I do tratamento-

É iniciado após o diagnóstico e consiste em educar o doente sobre a fadiga muscular e o espasmo como causa da dor e da disfunção. Ajuda a explicar a dor referida. Evita o cerramento e o ranger de dentes, e é instituída uma dieta suave. São prescritos anti-inflamatórios não esteróides (AINEs), com ou sem um relaxante muscular. Os agentes mais utilizados são o diazepam (2-5 mg duas vezes por dia) e o ibuprofeno (400 mg três vezes por dia).[30] O naproxeno (500 mg duas vezes por dia) e o celecoxib (100 mg duas vezes por dia) são igualmente eficazes.[31] O calor húmido e a massagem dos músculos mastigatórios ajudam a aliviar a dor. Metade dos doentes obtém um alívio significativo em 2-4 semanas.

Tratamento de fase II

É iniciado se o tratamento da Fase I falhar. A medicação é continuada, mas é necessário um

Adiciona um aparelho acrílico feito à medida (tala). Isto ajuda a prevenir o uso excessivo dos músculos, incluindo o bruxismo. O aparelho é normalmente usado à noite, mas também pode ser usado durante o dia, se necessário. Deve ter-se o cuidado de instruir o doente para não usar sempre o aparelho, uma vez que os dentes posteriores podem ficar deslocados. Mais 25% dos pacientes obtêm alívio com esta terapia. Se o paciente permanecer assintomático, o aparelho é descontinuado. Se os sintomas voltarem, o aparelho pode ser retomado à noite, e o seu uso continua enquanto for necessário.

Tratamento de fase III

Inclui a fisioterapia dos grupos musculares, incluindo a terapia ultra-sónica e a estimulação electrogalvânica. Outros 15% dos doentes obtêm alívio no prazo de 4 semanas. Recentemente, foi relatado que a terapia energética de radiofrequência pulsada (PRFE) em pacientes com artralgia da ATM é segura e eficaz e também aumenta o movimento mandibular.

Tratamento de fase IV

Envolve aconselhamento psicológico para identificar o fator de stress e encaminhamento para um centro de ATM. Os centros de ATM utilizam uma abordagem multidisciplinar, incluindo aconselhamento psicológico e injecções de pontos de gatilho, para o tratamento. O biofeedback ajuda os doentes a reconhecer os momentos de maior atividade muscular e espasmo, e fornece métodos para ajudar a controlá-los. Em

Em estudos preliminares, a toxina botulínica tem sido utilizada com sucesso no tratamento de várias síndromes de dor, incluindo as DTM. Devido à natureza complexa das DTMs e à proximidade dos músculos afectados aos nervos faciais, a técnica de injeção correcta e as directrizes de dosagem adequadas são muito importantes para obter resultados bem sucedidos.

O tratamento precoce da DI é imperativo, uma vez que a progressão da doença leva a um prognóstico menos favorável. O tratamento dos distúrbios dos tipos I e II é semelhante ao dos distúrbios miofasciais. São prescritos os AINEs e os relaxantes musculares (valium), bem como a instrução de uma dieta suave e o repouso da mandíbula. A falha destes métodos requer a adição de uma tala para tentar o reposicionamento do côndilo. O objetivo é reposicionar o côndilo numa posição mais favorável em relação ao disco.

Normalmente, o estalido não é eliminado, mas pode ser reduzido a um estalido suave com dor reduzida. Se o reposicionamento com uma tala falhar, recomenda-se a reparação cirúrgica artroscópica ou aberta. O objetivo destes procedimentos é remover cirurgicamente as aderências e reposicionar o disco numa posição favorável. Um desarranjo de tipo III requer um tratamento agressivo. A articulação é desbloqueada, normalmente sob anestesia. É utilizada fisioterapia e uma placa de mordida anterior. Se não houver melhorias após 3 semanas de terapia, é efectuada uma cirurgia da ATM para reposicionar ou reparar o disco.

A anquilose grave é tratada com um côndilo protético. Em primeiro lugar, a nova articulação deve ser estabelecida no ponto mais alto possível do ramo para manter a altura mandibular máxima. Em segundo lugar, é colocado um material de interposição para evitar a fusão. Em terceiro lugar, é importante uma fisioterapia agressiva e a longo prazo. Em crianças, um enxerto costocondral é preferível a uma articulação protética para tentar substituir o centro de crescimento condilar.

O tratamento da artrite degenerativa é semelhante ao das perturbações miofasciais e das IDs precoces. Os AINEs e os relaxantes musculares, juntamente com uma dieta suave, constituem o tratamento principal. Se necessário, são adicionados aparelhos de mordida. Quando o tratamento médico conservador não melhora os sintomas após um período experimental de 3 a 6 meses, é considerada a possibilidade de cirurgia. A intervenção cirúrgica inclui a remoção de qualquer anormalidade capsular cirúrgica, incluindo osteófitos, até que o espaço articular esteja liso. Se possível, deve ser evitado o shave condilar (remoção de toda a placa cortical), uma vez que a reabsorção do côndilo é uma complicação conhecida.

O tratamento da artrite reumatoide da ATM é semelhante ao de outras articulações. Durante a fase aguda, são utilizados medicamentos anti-inflamatórios não esteróides e exercícios para os maxilares quando a dor diminui. Nos casos graves e crónicos, são utilizados medicamentos como a penicilamina e o ouro. Alguns casos beneficiam de injecções intra-articulares de esteróides. A cirurgia está limitada à anquilose grave e refractária, tal como referido anteriormente.

2. TALAS OCLUSAIS - INTRODUÇÃO E CLASSIFICAÇÃO

As talas oclusais são aparelhos orais removíveis, ajustados sobre uma arcada dentária superior ou inferior, que constituem um tratamento oclusal reversível e não invasivo, capaz de produzir uma alteração indireta, transitória e interceptiva no padrão ou esquema oclusal do paciente[22].

O principal objetivo terapêutico nas oclusões não fisiológicas é a recuperação do equilíbrio funcional das relações entre a oclusão dentária, as articulações temporomandibulares e o componente neuromuscular[22].

É a modalidade terapêutica universal mais utilizada no tratamento sintomático dos distúrbios temporomandibulares.

Uma tala oclusal faz frequentemente parte do tratamento pré-restaurativo e pode também ter um papel valioso na proteção dos dentes e das restaurações contra cargas excessivas e desgaste adicional.

FUNDAMENTOS E INDICAÇÕES PARA AS TALAS OCLUSAIS

Uma tala oclusal é um aparelho amovível que cobre uma parte ou a totalidade das superfícies oclusais dos dentes das arcadas maxilar ou mandibular. A tala oclusal ideal é feita de resina acrílica processada em laboratório, que deve cobrir as superfícies oclusais de todos os dentes de uma arcada. Deve proporcionar contactos simultâneos no fecho do eixo retruído com todos os dentes opostos e orientação anterior, causando a desclusão imediata dos dentes posteriores e da superfície da tala fora da posição inter cúspide.

A tala proporciona ao paciente uma oclusão ideal com estabilidade posterior e orientação anterior. Perturba o caminho habitual de fecho em posição inter-cúspide, separando os dentes e removendo o efeito de orientação das inclinações das cúspides. Provoca um relaxamento imediato e pronunciado dos músculos mastigatórios, o que acabará por fazer com que a mandíbula se reposicione e feche na posição retruída, sem a interferência dos dentes. Para isso, a superfície oclusal da tala é plana e sem reentrâncias, de modo a não prender ou guiar a mandíbula para uma posição pré-determinada. No entanto, os contactos de posição inter-cúspide laterais ao canino e anteriores ao incisivo são geralmente em rampa para proporcionar uma orientação anterior. Para conseguir o relaxamento muscular e o reposicionamento da mandíbula, a tala tem de ser usada continuamente; se não o fizer, resultará num aumento da atividade dos músculos mastigatórios. Ajustar a tala frequentemente para manter o contacto e a exclusão uniformes.

UTILIZA AS TALAS :

1. Prevenção da perda da superfície dentária

Os doentes com tendência para o bruxismo noturno devem usar regularmente talas oclusais durante a noite. A tala pode reduzir a atividade parafuncional enquanto estiver a ser usada, mas assim que for removida, a atividade dos músculos mastigatórios retomará os seus níveis elevados.

2. Gestão da disfunção mandibular

Muitos estudos demonstraram que uma tala oclusal pode ser benéfica na redução da dor sentida na disfunção mandibular. Foram apresentadas várias teorias para explicar o mecanismo. Uma das teorias diz que a tala impede a acumulação de resíduos metabólicos, o que pode resultar na limitação da dor e do espasmo muscular.

3. Estabilização pré-restauração

Quando reorganizas a oclusão, é essencial preceder os procedimentos restauradores com um período de terapia de esplintagem para assegurar que se alcançou uma relação estável.

4. Criar espaço para restaurar dentes anteriores desgastados

Um exame inicial do paciente pode solicitar a restauração de dentes anteriores mandibulares severamente desgastados. Pode parecer que tanto a posição inter cúspide como a posição retruída eram coincidentes e que não havia espaço disponível para restaurar corretamente estes dentes. Após um mês de uso de uma tala oclusal, a mandíbula pode ser reposicionada posteriormente para uma posição retruída estável. Isso criará espaço para que os dentes desgastados possam ser restaurados corretamente. Este reposicionamento ocorre porque a discrepância pré-existente entre a posição condilar retruída e a posição inter-cuspídea foi escondida pelo sistema neuromuscular do paciente.

5. Proteção de novas restaurações contra a parafunção

A etiologia da parafunção está em grande parte relacionada com o stress. É provável que o paciente continue a fazer bruxismo e a cerrar os dentes após a restauração de dentes desgastados. É altamente aconselhável que usem uma tala pós-restauração para proteger a nova restauração de danos.

O que é que as talas oclusais podem fazer?

1. Estabilização de dentes fracos: Uma tala oclusal pode estabilizar eficazmente dentes fracos ou hipermóveis através da adaptação do material da tala em torno das superfícies axiais.

2. Distribuição das forças oclusais

3. Redução do desgaste

4. Estabilização de dentes não opostos

O que é que as talas oclusais não podem fazer?

As talas oclusais não podem causar efeitos que violem as leis mecânicas. Assim, uma tala oclusal não descarrega os côndilos. A alegação popular de que uma tala oclusal posterior serve como um pivô para distração dos côndilos viola os factos da anatomia, as leis da física e os dados clínicos.

Considerações gerais

Existem várias qualidades favoráveis da terapia com talas que a tornam extremamente útil para o tratamento de muitas desordens temporomandibulares. Uma vez que a etiologia e as inter-relações de muitas desordens temporomandibulares são frequentemente complexas, é geralmente aconselhável que a terapia inicial seja reversível e não invasiva. As talas oclusais podem oferecer essa terapia, melhorando temporariamente as relações funcionais do sistema mastigatório. Quando uma tala é desenhada especificamente para alterar um fator etiológico das desordens temporomandibulares, mesmo que temporariamente, os sintomas também são alterados. Neste sentido, a tala torna-se um diagnóstico. No entanto, é preciso ter cuidado para não simplificar demais essa relação. Uma tala pode afetar os sintomas de um doente de várias formas. É extremamente importante, quando uma tala reduz os sintomas, identificar a relação exacta de causa e efeito antes de se iniciar uma terapia irreversível. Estas considerações são necessárias para assegurar que um tratamento mais alargado produzirá sucesso a longo prazo. As talas podem ser igualmente úteis na exclusão de certos factores etiológicos. Quando se suspeita que uma má oclusão está a contribuir para uma desordem temporomandibular, a terapia com talas oclusais pode rapidamente e de forma reversível introduzir uma condição oclusal mais óptima. Se isto não afetar os sintomas, a má oclusão não pode ser verificada como um fator etiológico e, certamente, a necessidade de uma terapia oclusal irreversível deve ser questionada.

Outra qualidade favorável da terapia com talas oclusais no tratamento dos distúrbios da articulação temporomandibular é que as talas são eficazes na redução dos sintomas. O sucesso ou fracasso da terapia com talas oclusais depende da seleção, fabricação e ajuste da tala e da cooperação do paciente.

ESCOLHA DE MATERIAIS

1. Escolhe a resina acrílica como material. Trata-se de um material razoavelmente duro, que pode ser facilmente ajustado e é suficientemente durável para servir de proteção para a cabeça.

2. As talas de vinil resilientes vacuformadas têm uma utilidade limitada.

Embora sejam de fabrico rápido e económico, são rapidamente destruídos por bruxistas determinados. A sua superfície resiliente não é adequada para a produção e manutenção de uma oclusão estável. A utilização de ligas metálicas duras, como o cobalto/cromo, para cobrir a superfície oclusal é altamente desaconselhável, uma vez que resultará num maior desgaste dos dentes opostos.

CLASSIFICAÇÃO DAS TALAS OCLUSAIS

I) As talas oclusais podem ser classificadas de acordo com a sua[22]

1. Função

2. Objetivo terapêutico

3. Cobertura

4. Dureza

1. De acordo com a função

A) Talas miorrelaxantes ou de relaxamento muscular-

i) Tala anterior ou de Sved

ii) Intercetor segundo a Schulte

B) Talas de reposicionamento (reposicionamento da mandíbula)

i) Tala de estabilização

ii) Tala posterior ou de Gelb

C) Tala de redução (reposicionamento do disco condilar)

i) Tala de reposicionamento anterior

D) Talas de distração

i) Tala pivotante

ii) Tala de distração funcional de Rocabado

E) Talas de proteção

i) Tala gnatológica

2. De acordo com o objetivo terapêutico

A) Talas de terapia sintomática sem modificação da posição condilar programada terapeuticamente, com o objetivo principal de obter:

- Pacificação neuromuscular
- Normalização da relação craniomandibular

B) Talas de terapia sintomática com modificação programada terapeuticamente da posição condilar, com o objetivo principal de obter:

- Reposicionamento da mandíbula
- Reposicionamento do côndilo discal com vantagem terapêutica.

3. De acordo com a cobertura

A) Talas de cobertura total

- Maxilar

- Mandibular

B) Talas de cobertura parcial

- Anterior (cobrindo os dentes anteriores superiores)

- Médio (cobrindo os pré-molares)

- Posterior (cobre os dentes posteriores)

4. De acordo com a dureza

A) Talas rígidas

B) Talas semi-rígidas

C) Talas resistentes.

II) SEGUNDO O OKESON[1]

A) Aparelho de relaxamento muscular/aparelho de estabilização utilizado para reduzir a atividade muscular

B) Aparelhos de reposicionamento anterior/aparelho de reposicionamento ortopédico

C) Outros tipos:

- Plano de mordida anterior

- Aparelho giratório

- Aparelho macio/resiliente

III) DE ACORDO COM RAMJFORD E ASH:

A) Aparelho de relação cénica

B) Aparelho de reposicionamento anterior

C) Plano de mordida anterior

D) Plano de mordida posterior

E) Aparelho giratório

F) Aparelho macio ou resiliente

IV) DE ACORDO COM O N.J CAPP

Muitos tipos de talas oclusais têm sido defendidos. Podem ser

A) Talas de cobertura total ou parcial

B) Talas de reposicionamento maxilar ou mandibular ou talas de estabilização e

C) Talas feitas de vários materiais diferentes

V) DE ACORDO COM TIM J DYLINA (2001)[23] ,

A) Permissiva - Tem uma superfície lisa de um lado que permite que os músculos movam a mandíbula sem interferência das inclinações dentárias deflectivas, de modo a que os côndilos possam deslizar para trás e para cima das eminências para completar o assentamento na relação cêntrica. A superfície lisa pode estar virada para a arcada inferior ou para a arcada superior, desde que liberte a mandíbula para deslizar até à relação cêntrica. Por exemplo: planos de mordida (jigs anteriores, Deprogrammer anterior) e estabilização, Splints (plano plano, reposicionamento superior)

B) Não permissivo - Possui uma rampa ou reentrância que posiciona a mandíbula inferior e anteriormente e a fixa aí.

Ex: Aparelho de reposicionamento anterior

VI) DE ACORDO COM DAWSON[24] :

A) Talas permissivas/desprogramador muscular

B)   Talas directivas/ talas não permissivas

C)   Talas pseudo permissivas (por exemplo, talas macias, talas hidrostáticas)

D)   MORA - Aparelho Ortopédico de Reposicionamento Mandibular

3. TIPOS DE TALAS E SUAS INDICAÇÕES ESPECÍFICAS

1. TALA DE RELAÇÃO CÊNTRICA

A tala de relação cêntrica é um aparelho interoclusal que proporciona uma relação oclusal no sistema mastigatório considerada óptima. Quando está colocado, os côndilos estão na sua posição mais estável do ponto de vista músculo-esquelético, ao mesmo tempo que os dentes se contraem de forma uniforme e simultânea. Também é proporcionada a exclusão dos caninos dos dentes posteriores durante o movimento excêntrico. O objetivo do tratamento com a tala é eliminar a má oclusão que contribui para a presença do distúrbio da articulação temporomandibular. Em muitos pacientes, a redução do fator oclusal irá diminuir o efeito global da má oclusão e do stress emocional para um nível abaixo da tolerância fisiológica do paciente, reduzindo assim a atividade parafuncional e os sintomas.

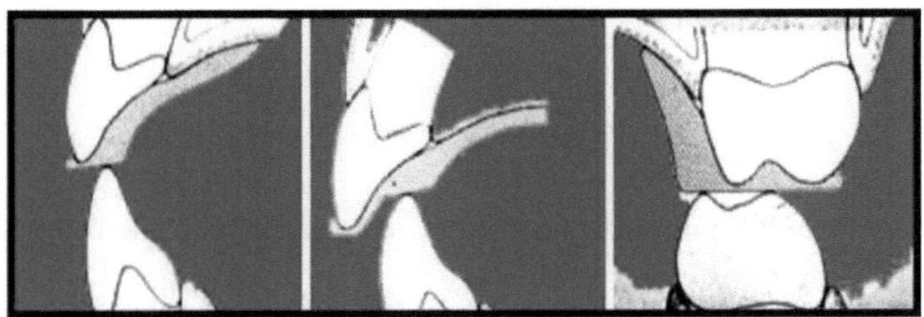

Fig 8.1- Tala de relação cêntrica

Indicações

A tala CR é geralmente utilizada para tratar a hiperatividade muscular. Estudos demonstram que o seu uso diminui a atividade muscular parafuncional. Portanto, quando um paciente relata um distúrbio da articulação temporomandibular que tem um fator etiológico ou um fator contribuinte associado à atividade parafuncional, uma tala de relação cêntrica deve ser considerada. Os pacientes com mioespasmos de miosite são melhor tratados com a terapia de talas de RC. Os sintomas dos pacientes que sofrem um trauma ou uma doença articular inflamatória e têm um fator coexistente de atividade parafuncional são, em parte, geridos com sucesso com a terapia de talas de RC. Este tipo de tala é mesmo útil na redução dos sintomas da atividade parafuncional associada a níveis aumentados de entrada de má oclusão na fórmula, o que permite um maior nível de stress emocional sem exceder a tolerância fisiológica do paciente.

2. TALA DE REPOSICIONAMENTO ANTERIOR

A tala de reposicionamento anterior é um aparelho interoclusal que incentiva a mandíbula a assumir uma posição mais anterior à oclusão cêntrica. Esta posição é uma tentativa de proporcionar uma relação côndilo-disco mais favorável na fossa para que a função normal possa ser estabelecida. O objetivo é eliminar os sinais e sintomas associados aos distúrbios de interferência discal. Os objectivos do tratamento não são alterar permanentemente uma posição mandibular, mas idealmente alterar apenas temporariamente a posição enquanto a função normal do complexo côndilo-disco regressa. Uma vez que a função esteja novamente optimizada, o tratamento consiste em eliminar gradualmente a tala e voltar a colocar o paciente na condição pré-existente (muitas vezes com algumas modificações de conservação na oclusão). No entanto, muitos distúrbios crónicos de interferência discal regressam quando se tenta eliminar gradualmente a tala. Para estes pacientes, pode ser necessário considerar outro tratamento mais permanente (por exemplo, cirurgia, overlay parcial)

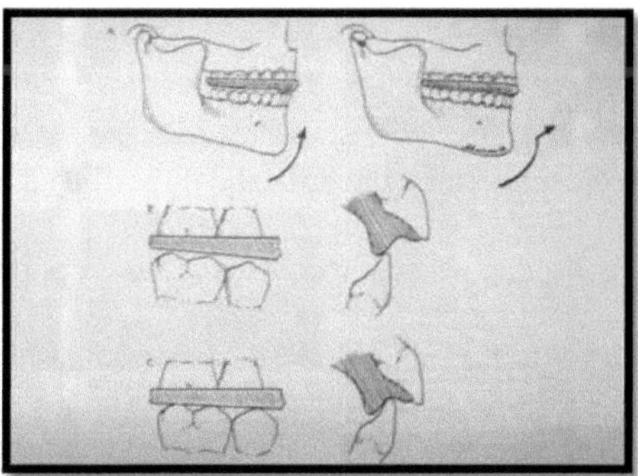

Fig 8.2- Tala de reposicionamento anterior

Indicações

A tala de reposicionamento anterior é utilizada principalmente para tratar distúrbios de interferência discal. Os doentes com sons articulares, como estalidos simples ou recíprocos, podem por vezes ser tratados eficazmente com este tipo de tala. O bloqueio intermédio ou crónico da articulação também é tratado com esta tala. Algumas doenças inflamatórias são tratadas sintomaticamente com esta tala, uma vez que muitas vezes uma posição ligeiramente anterior dos côndilos é uma posição de repouso mais confortável para a mandíbula.

3. PLANO DE MORDIDA ANTERIOR / ANTERIOR JIG LUCIA JIG/HAWLEY COM PLANO DE MORDIDA/ANTERIOR DEPROGRAMADORES

O plano de mordida anterior é um aparelho de acrílico duro, usado sobre os dentes maxilares, que permite o contacto apenas com os dentes anteriores da mandíbula. O seu principal objetivo é desbloquear os dentes posteriores, eliminando assim a sua influência na função ou disfunção do sistema mastigatório.

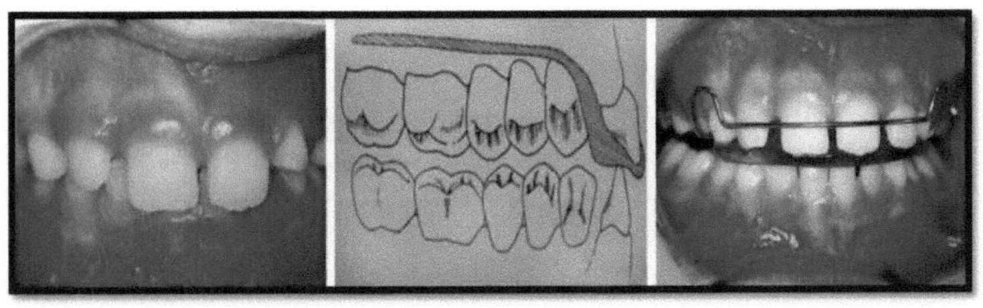

Fig 8.3-Plano de mordida **anterior**

PLANO DE MORDIDA ANTERIOR

Indicações

O plano de mordida anterior tem sido sugerido para o tratamento de distúrbios musculares, especialmente mioespasmos, que se originam de uma condição oclusal. A atividade parafuncional associada a contactos dentários posteriores desfavoráveis pode ser tratada com este plano, mas apenas por períodos curtos. Podem ocorrer algumas complicações maiores quando se utiliza um plano de mordida anterior ou qualquer splint que cubra apenas uma porção de uma arcada. Os dentes posteriores sem oposição têm o potencial de supererupção. Se o aparelho for usado continuamente por várias semanas ou meses, há uma grande probabilidade de que os dentes posteriores mandibulares não opostos se sobreponham. Quando isso ocorre e a tala é removida, os dentes anteriores deixam de entrar em contacto e o resultado é

41

uma mordida aberta anterior.

A terapia do plano de mordida anterior deve ser monitorizada de perto e usada apenas por períodos curtos. O mesmo efeito de tratamento pode ser alcançado com uma tala CR e, portanto, esta é geralmente a melhor escolha. Quando uma tala de arcada completa é fabricada e ajustada, não há possibilidade de super erupção, independentemente do tempo de uso do aparelho.

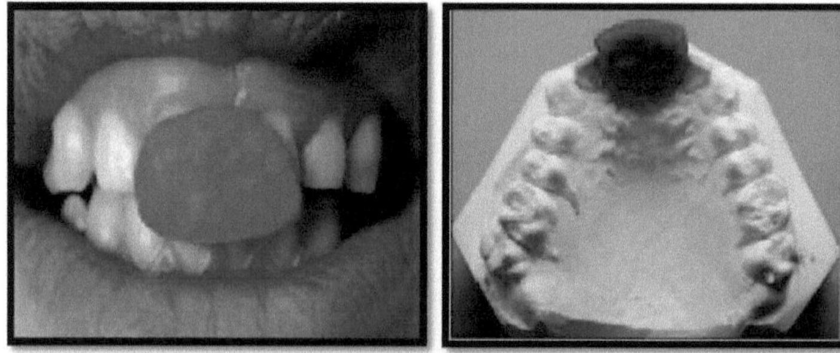

Fig 8.4- Gabarito Lucia

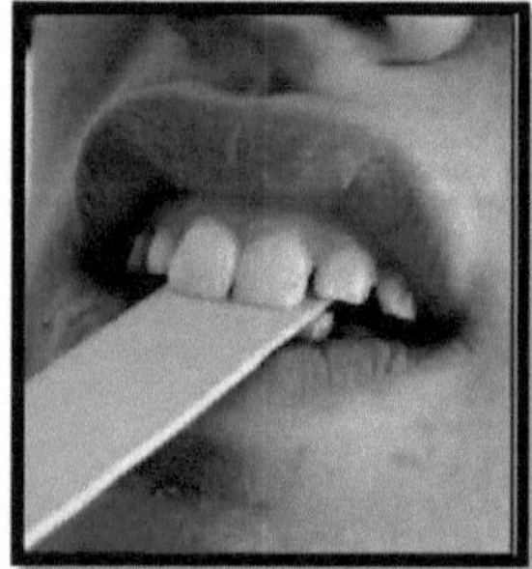

Fig 8.5- Guia de folhas

4. PLANO DE MORDIDA POSTERIOR

O plano de mordida posterior é normalmente fabricado para os dentes mandibulares e consiste em áreas de acrílico duro localizadas sobre os dentes posteriores e ligadas por uma barra lingual de metal fundido. Os objectivos do tratamento do plano de mordida posterior são conseguir alterações importantes na dimensão vertical e no reposicionamento mandibular.

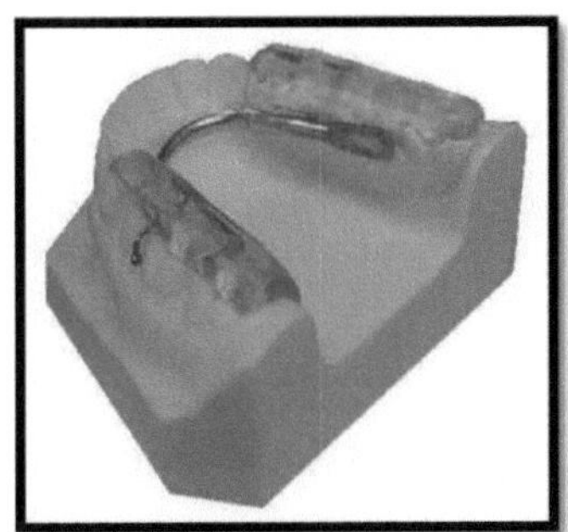

Fig 8.6 - Plano de mordida posterior

Indicações

O plano de mordida posterior tem sido defendido em casos de perda de dimensão vertical ou quando há necessidade de fazer grandes mudanças no reposicionamento anterior da mandíbula. Alguns terapeutas têm sugerido que este aparelho seja utilizado por atletas para melhorar o desempenho atlético. No entanto, até o momento, não há evidências científicas que sustentem essa teoria.

O uso dessa tala pode ser indicado para certos distúrbios de interferência discal. Assim como o plano de mordida anterior, a maior preocupação em relação a essa tala é que ela oclui com apenas parte da arcada dentária e, portanto, permite uma potencial supra-erupção dos dentes remanescentes. O uso constante e prolongado deve ser desencorajado. Na maioria dos casos, quando são tratados distúrbios de interferência discal, toda a arcada deve ser incluída, como no caso da tala de reposicionamento anterior.

3. TALA PIVOTANTE

A tala pivotante é um aparelho de acrílico duro que cobre uma arcada e normalmente proporciona um único contacto posterior em cada quadrante. Este contacto é normalmente estabelecido o mais posterior possível. Quando uma força superior é aplicada sob o queixo, a tendência é empurrar os dentes anteriores para perto uns dos outros e girar os côndilos para baixo em torno do ponto de articulação posterior.

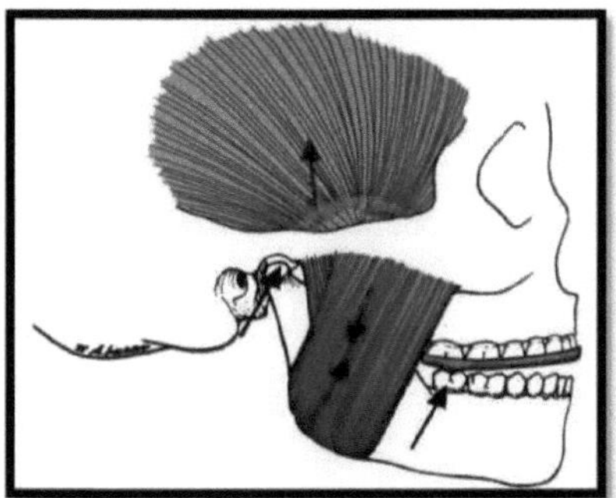

Fig 8.7 - Tala pivotante

Indicações

A tala pivotante foi originalmente desenvolvida com a ideia de que criaria uma diminuição na pressão interarticular, descarregando assim a superfície articular da articulação. Acreditava-se que isso ocorreria quando os dentes anteriores se aproximassem, criando um fulcro ao redor do segundo molar e girando o côndilo para baixo, afastando-o da fossa. No entanto, isso só pode ocorrer se as forças que fecham a mandíbula estiverem localizadas anteriormente ao pivô. As forças dos músculos elevadores estão localizadas principalmente posteriormente ao pivô, o que, portanto, não permite qualquer ação de pivotamento. Inicialmente foi sugerido que a terapia era útil no tratamento de sons articulares. Atualmente, no entanto, parece que a tala de reposicionamento anterior é mais adequada para este fim, uma vez que proporciona alterações de reposicionamento mais controladas. De facto, o aparelho pivotante tem sido defendido para o tratamento de sintomas relacionados com doenças articulares degenerativas da articulação temporomandibular. Foi mesmo sugerida a colocação da tala e a colocação de ligaduras elásticas desde o queixo até ao topo da cabeça para diminuir as forças na articulação.

4. TALA MACIA OU RESILIENTE

A tala mole é um aparelho fabricado com material resiliente e normalmente adaptado aos dentes superiores. O objetivo do tratamento é conseguir um contacto uniforme e simultâneo com os dentes opostos. Em muitos casos, isto é difícil de conseguir com precisão, uma vez que a maioria dos materiais macios não se ajustam facilmente aos requisitos exactos do sistema neuromuscular.

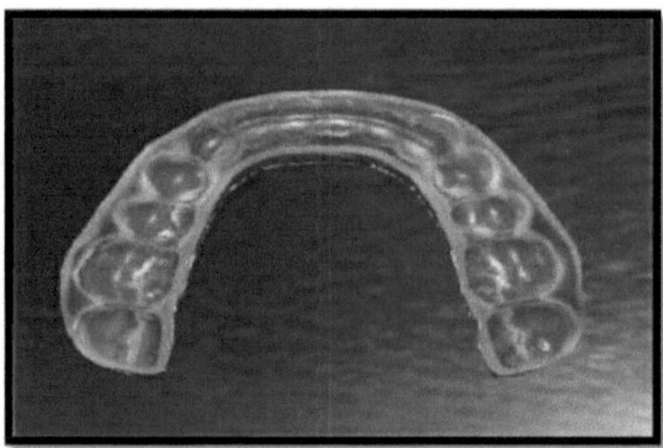

Fig 8.8 - Tala macia ou resiliente

Indicações

Há vários usos para os quais as talas macias têm sido defendidas, certamente a indicação mais comum e bem comprovada é como um dispositivo de proteção para aqueles que provavelmente receberão traumas nas arcadas dentárias. As talas atléticas protectoras diminuem a probabilidade de danos nas estruturas orais quando são alvo de traumatismos.

As talas macias também têm sido recomendadas para pacientes que apresentam altos níveis de apertamento e bruxismo. Parece razoável que aparelhos macios ajudem a dissipar algumas das forças pesadas encontradas durante a atividade parafuncional. No entanto, se a atividade parafuncional for iniciada por uma condição oclusal, é provável que uma condição oclusal melhorada não seja alcançada com o aparelho macio, uma vez que ele é geralmente difícil de ser ajustado. Uma vez que o paciente tenha se adaptado à tala, a nova condição pode, de fato, potencializar a atividade parafuncional.

As talas macias também têm sido defendidas para pacientes que sofrem de sinusite repetida ou crónica que resulta em dentes posteriores extremamente sensíveis. Em alguns casos de sinusite maxilar, os dentes posteriores (com raízes que se estendem para a área do seio) tornam-se extremamente sensíveis às forças oclusais. Um soft pode ser útil para diminuir os sintomas enquanto o tratamento definitivo é direcionado para a sinusite.

5. APARELHO DE ESTABILIZAÇÃO

O aparelho de estabilização é geralmente fabricado para a arcada maxilar e proporciona uma relação oclusal considerada óptima para o paciente. Quando está colocado, os côndilos estão na sua posição mais estável do ponto de vista músculo-esquelético, quando os dentes estão em contacto uniforme e simultâneo. Também proporciona a exclusão dos caninos dos dentes posteriores durante a posição excêntrica. O objetivo do tratamento com o aparelho de estabilização é eliminar qualquer instabilidade ortopédica entre a posição oclusal e a posição articular, eliminando assim esta instabilidade como fator causal da DTM.

Indicações - O aparelho de estabilização é geralmente utilizado para o tratamento de problemas de dores musculares. Estudos demonstraram que o seu uso pode diminuir a atividade parafuncional que acompanha frequentemente os períodos de stress. Assim, quando um paciente apresenta uma DTM relacionada com hiperatividade muscular (ex. bruxismo), deve ser considerado o uso do aparelho de estabilização. O paciente com dor muscular local ou mialgia crónica mediada centralmente pode ser um bom candidato para este tipo de aparelho. Os aparelhos de estabilização também são úteis para pacientes com retrodiscite secundária a trauma. Este aparelho pode ajudar a minimizar as forças exercidas sobre os tecidos danificados, permitindo assim uma cicatrização mais eficiente.

6. UMA TALA OCLUSAL CAD/CAM[26]

A DentaBite™ é uma tala oclusal CAD/CAM que é concebida utilizando a tecnologia "DentaBite Splint Designer" e fresada a partir de um desenho digital, em vez de ser moldada a partir de um protótipo de cera. São fabricadas a partir de policarbonato de qualidade científica, que tem várias vantagens quando comparado com os materiais de resina acrílica tradicionais, nomeadamente a resistência superior ao impacto, a resistência ao escoamento e a resistência ao desgaste (isto permite que a tala oclusal fresada seja mais durável, mais leve, mais fina e menos volumosa, melhorando assim o conforto e a adesão do paciente).

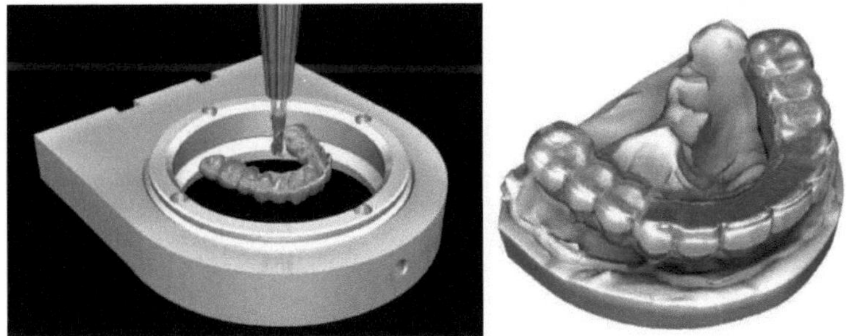

Fig 8.9 - Tala CAD CAM

7. TENSÃO DE INIBIÇÃO NOCICEPTIVA DO TRIGÉMEO SISTEMA DE SUPRESSÃO

O dispositivo NTI-tss é um pequeno batente de mordida anterior pré-fabricado que cobre, na sua forma mais utilizada, os dois incisivos centrais maxilares (ou mandibulares). O ajuste ao longo dos dentes é efectuado no lado da cadeira através do enchimento de um acrilato autopolimerizável ou de um material termoplástico na base do dispositivo, que é subsequentemente adaptado ao longo dos incisivos centrais, aumentando assim a dimensão vertical entre o maxilar superior e inferior. Os ajustes ao longo da superfície externa do mordedor são feitos pelo dentista para garantir que, no fecho do maxilar e durante os movimentos de excursão, os contactos dentários se verifiquem apenas entre o dispositivo intra-oral e as incisuras dos dentes antagonistas. Este "aparelho de mordida anterior em miniatura" é normalmente usado durante a noite, embora sejam oferecidas duas variações do limitador de mordida para uso diurno.

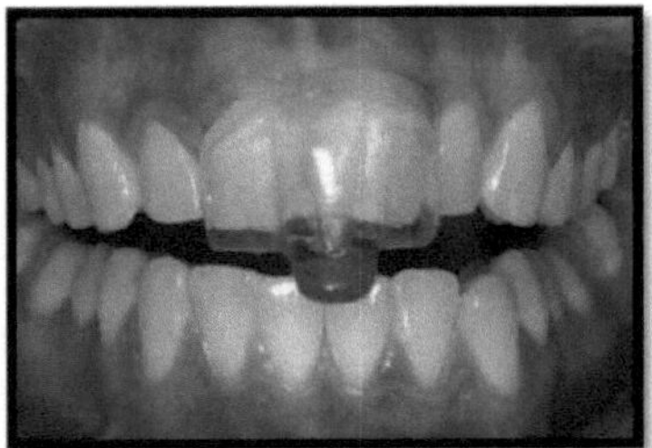

Fig 8.10- NTI-TSS

Indicações

É indicado para a prevenção e o tratamento do bruxismo, das perturbações temporomandibulares (DTM), das cefaleias de tipo tensional e das enxaquecas.

TALAS PERMISSIVAS:

São concebidos para desbloquear a oclusão para remover do contacto as inclinações dentárias desviadas. Os côndilos são então autorizados a voltar à sua posição sentada correcta em relação cêntrica, se a condição dos componentes articulares o permitir. As talas permissivas são muitas vezes referidas como desprogramadores musculares.

TALAS DIRECCIONAIS:

São concebidas para posicionar a mandíbula numa relação específica com a maxila. O único objetivo de uma tala diretiva é posicionar ou alinhar os conjuntos côndilo-disco. Assim, as talas directivas devem ser utilizadas apenas quando é necessária uma posição especificamente direccionada dos côndilos.

Contra-indicações para as talas directivas:

1. O côndilo e o disco podem ser alinhados corretamente.

2. Os conjuntos côndilo-disco corretamente alinhados podem mover-se para a posição mais superior contra as eminências sem desarranjo.

3. Os discos podem manter o seu alinhamento com os côndilos durante a função.

ESPLENDOR HIDROSTÁTICO:

Desenha: É um reservatório cheio de líquido que cobre os dentes.

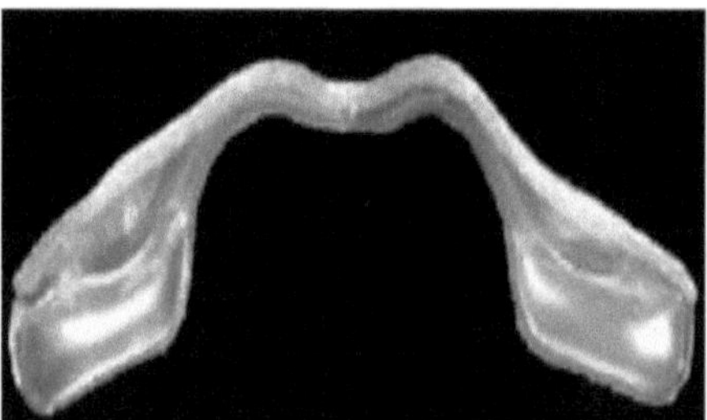

Fig 8.11- Tala hidrostática

Indicações : Equaliza a pressão de mordida.

APARELHO DE REPOSIÇÃO ORTOPÉDICA MANDIBULAR /

Tala de gelb

Desenho: tala de cobertura posterior mandibular dura com uma barra lingual que liga os segmentos posteriores

Utilização: Aumenta a força e o desempenho atlético, altera o contacto oclusal posterior, elimina o contacto dentário anterior ou restaura a dimensão vertical

4. MECANISMO DE ACÇÃO DAS TALAS OCLUSAIS

i) Normalização neuromuscular através da eliminação de interferências oclusais

ii) Melhoria das relações craniomandibulares

iii) Aumento da dimensão vertical da oclusão

iv) Diminui o hábito de bruxismo

v) Efeito placebo

vi) Aumento da entrada periférica no SNC: Qualquer alteração ao nível da entrada periférica parece ter um efeito inibitório sobre a atividade do SNC.

A normalização neuromuscular é efectuada principalmente através de três efeitos destes aparelhos sobre a musculatura dos maxilares:

a. Eliminação imediata da atividade assimétrica bilateral dos músculos elevadores do maxilar[28,29] restabelecimento do equilíbrio muscular direito e esquerdo.

b. Diminuição da atividade muscular tónica do elevador da mandíbula[30] bem como durante a deglutição de saliva

c. Eliminação dos mioespasmos que posicionam incorretamente a mandíbula.

A modificação da relação craniomandibular através da variação da relação fossacôndilo é conseguida através de um esquema oclusal cêntrico do splint compatível ou coincidente com a relação fisiológica cêntrica de ambas as articulações temporomandibulares. Assim, um primeiro efeito é conseguido pela normalização da atividade neuromuscular, actuando principalmente sobre os músculos elevadores que participam no fecho oclusal da mandíbula sobre a superfície oclusal funcional da tala oclusal, através da sua componente de força muscular ântero-superior. Este último contribui, em segundo lugar, para um reposicionamento condilar mandibular e bilatelar para uma posição mais estável do ponto de vista músculo-esquelético.

O aumento da dimensão vertical de oclusão através de talas oclusais anteriores ajustadas à dimensão vertical de repouso electromiográfica do músculo masseter ou próximo desta, tem uma eficácia clínica importante na terapia de desordens temporomandibulares miogénicas ou associadas a desordens musculares.

Solberg et al[3] 1 foram dos primeiros a demonstrar uma diminuição significativa da intensidade e frequência da atividade do músculo masseter em pacientes com bruxismo durante a terapia com talas oclusais, através de registos electromiográficos noturnos. O efeito terapêutico da diminuição do bruxismo pode ser explicado da seguinte forma:

O uso da tala oclusal aumenta a consciência do paciente sobre o comportamento parafuncional e favorece a sua capacidade de mudança. À medida que a consciência aumenta, a sintomatologia diminui.

A hiperatividade muscular é provavelmente induzida por interacções do sistema límbico-hipotalâmico e do sistema dopaminérgico central com o sistema motor. Qualquer modificação na informação periférica ou sensorial aparentemente inibe a atividade do sistema nervoso central. As talas oclusais estariam a induzir uma alteração na informação sensorial periférica, reduzindo assim o bruxismo gerado centralmente.

No entanto, as talas oclusais não eliminam o bruxismo. Estudos demonstraram que, se o dispositivo interoclusal for deixado de lado após um período de tempo de utilização, o bruxismo reaparece.

O efeito placebo ocorre quando a sintomatologia diminui com um agente não ativo, que o doente pensa ser ativo. Depende da qualidade da relação médico-doente. Neste sentido, é reforçado por uma apresentação entusiástica e uma comunicação eficiente e segura com o paciente. O efeito placebo também está presente na terapia com talas oclusais. Greene e Laskin demonstraram uma patente melhoria de 30-40% ou remissão dos sintomas em pacientes com desordens temporomandibulares miógenas ou associadas a desordens musculares pelo uso de talas simuladas (cobrindo apenas o palato sem alterar as relações oclusais). A melhoria do estado emocional do paciente através de uma relação médico-paciente favorável, bem como uma explicação eficiente e fiável e a confiança na eficácia da tala podem ser responsáveis pelo efeito placebo.

5. FABRICO DE TALAS OCLUSAIS

1. APARELHO DE ESTABILIZAÇÃO

TÉCNICA DE FABRICO SIMPLIFICADA

Muitos métodos têm sido sugeridos para a fabricação de aparelhos oclusais. Um método frequentemente utilizado começa com moldes montados num articulador. Os cortes inferiores na arcada maxilar são bloqueados e o aparelho é desenvolvido em cera. O aparelho de cera é revestido e processado com resina acrílica termopolimerizável; em seguida, é ajustado intra-oralmente para a adaptação final. Outra técnica comum utiliza moldes montados e acrílico autopolimerizável. Os cortes inferiores dos dentes maxilares são bloqueados, é aplicada uma solução separadora nos moldes e o contorno desejado do aparelho é delimitado com cera de corda. O monómero acrílico e o polímero são polvilhados sobre o molde maxilar e este é fechado no acrílico de presa até ser desenvolvido. Utiliza-se um pino guia anterior e uma mesa guia previamente desenvolvida para desenvolver a orientação excêntrica e a espessura do aparelho oclusal.

FABRICO DO APARELHO

O fabrico de um aparelho oclusal maxilar envolve várias etapas. Faz-se uma impressão em alginato da arcada maxilar, que deve estar livre de bolhas e espaços vazios nos dentes e no palato. Deita-se imediatamente com um produto de gesso adequado (de preferência pedra de morrer). A impressão não é invertida porque não é necessária uma base grande. Quando o gesso estiver devidamente assente, retira-se o molde da impressão, que também deve estar livre de bolhas e espaços vazios.

O excesso de gesso labial aos dentes é aparado num aparador de modelos até à profundidade do vestíbulo. Com um adaptador de pressão ou de vácuo, adapta ao molde uma folha de resina transparente, dura e com 2 mm de espessura. O contorno do aparelho é então cortado do molde com um disco de separação. O corte é efectuado ao nível da papila interdentária nas faces vestibular e labial dos dentes. A zona posterior do palato é cortada com um disco de separação ao longo de uma linha reta que liga as faces distais de cada segundo molar.

O aparelho de resina oclusal adaptado é removido do molde de gesso. Pode ser utilizado um torno com uma roda de borracha dura para eliminar o excesso de resina na zona palatina.

O bordo lingual do aparelho estende-se 10 a 12 mm do bordo gengival dos dentes ao longo da porção lingual da arcada. Utiliza uma broca acrílica grande para alisar as arestas. O bordo labial do aparelho termina entre os terços incisais e médios dos dentes anteriores. Adiciona-se uma pequena quantidade de acrílico transparente autopolimerizável à superfície oclusal da

porção anterior do aparelho, que actua como batente anterior. Tem cerca de

4 mm de largura e estende-se até à região onde o incisivo central anterior

mandibular irá tocar.

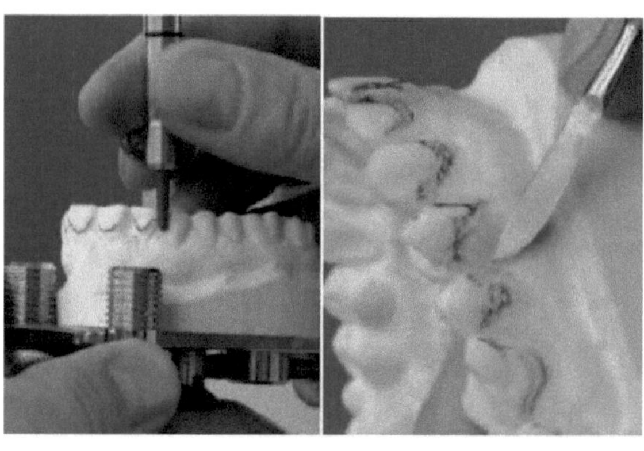

Fig10.1   Fig 10.2

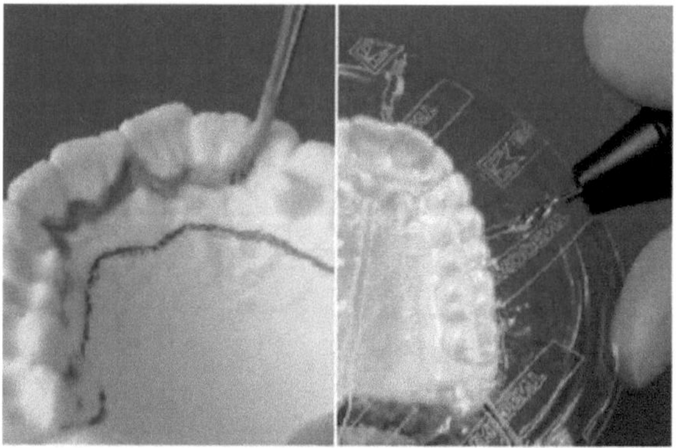

Fig10.3   Fig10.4

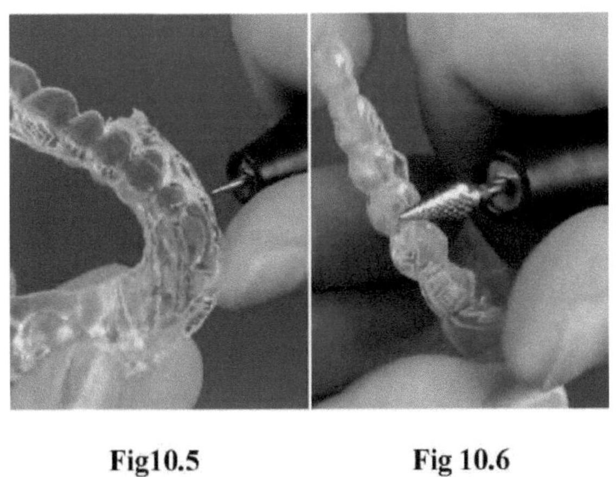

Fig10.5   **Fig 10.6**

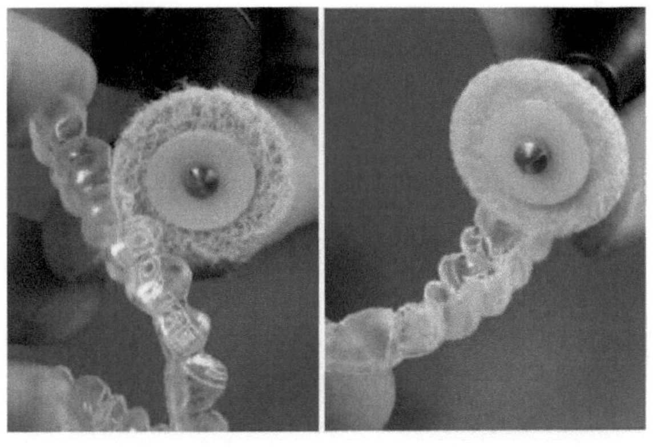

Fig 10.7   **Fig 10.8**

ADAPTAÇÃO DO APARELHO AOS DENTES SUPERIORES

O aparelho oclusal é então avaliado intra-oralmente. Ele deve se ajustar bem aos dentes superiores, oferecendo retenção e estabilidade adequadas. O movimento dos lábios e da língua não deve deslocá-lo.

LOCALIZAÇÃO DA POSIÇÃO MÚSCULO-ESQUELÉTICA ESTÁVEL

Para que o aparelho de estabilização seja otimamente eficaz, os côndilos devem estar localizados na sua posição mais MS, que é a relação cêntrica (RC). Duas técnicas têm sido amplamente utilizadas para encontrar a RC:

1. A primeira utiliza a técnica de manipulação manual bilateral. Na posição MS, os discos estão corretamente interpostos entre os côndilos e as fossas articulares. Se um dos discos estiver funcionalmente deslocado ou deslocado, a técnica de orientação mandibular assenta esse côndilo nos tecidos retrodiscais. Quando os procedimentos de orientação mandibular causam dor na articulação, é provável que exista um distúrbio intracapsular e a estabilidade desta posição deve ser considerada como a fonte desta dor intracapsular. Um aparelho de posicionamento anterior pode ser a terapia mais adequada.

2. Uma segunda técnica utiliza um stop colocado na região anterior do aparelho, e os músculos são utilizados para localizar a posição MS, o paciente é solicitado a fechar os dentes posteriores, o que faz com que apenas um incisivo mandibular entre em contato com o stop anterior do aparelho. Os dentes posteriores da mandíbula não devem tocar em nenhuma parte do aparelho. Se houver contacto com os dentes

posteriores, este deve ser eliminado.

O contacto no batente anterior é marcado com papel de articulação e ajustado de forma a proporcionar um batente perpendicular ao longo eixo do dente mandibular a ser contactado. É importante que não haja angulações no contacto, porque a angulação tenderá a desviar a posição mandibular. Quando o batente anterior está plano e o paciente fecha sobre os dentes posteriores, a tração dos músculos elevadores principais assenta os côndilos na sua posição mais superioanterior.

Em ambas as técnicas, é importante comunicar bem com o paciente relativamente à posição mandibular exacta. Como o batente anterior é plano, o paciente pode ficar protruso, fechando numa posição anterior à RC. Isto é evitado pedindo ao paciente para fechar sobre os dentes posteriores. Além disso, quando o paciente está reclinado na cadeira odontológica, a gravidade tende a posicionar a mandíbula posteriormente. Em alguns casos, é útil pedir ao paciente para colocar a ponta da língua no aspeto posterior da placa mole enquanto fecha lentamente.

DESENVOLVE A OCLUSÃO.

Quando a posição CR tiver sido localizada, o paciente deve familiarizar-se com ela, usando o aparelho durante alguns minutos. Dá instruções para tocar no batente anterior. Isto é útil para desprogramar o sistema de controlo neuromuscular que coordenou as actividades musculares relacionadas com as condições oclusais existentes. Como o stop anterior elimina as condições oclusais existentes, promovendo assim a estabilização e permitindo um assentamento mais completo dos côndilos nas suas posições MS, quando existe um distúrbio muscular mastigatório ou a localização de uma posição CR repetível é difícil, pode ser útil fazer com que o paciente use o aparelho apenas com o stop anterior durante 24 horas antes de completar o aparelho.

Quando o paciente tiver localizado cuidadosamente a posição CR (com ou sem orientação manual), o aparelho é removido da boca e o acrílico autopolimerizável é adicionado às regiões anterior e posterior da superfície oclusal. Adiciona-se resina suficiente para mostrar as reentrâncias de cada dente mandibular, e adiciona-se resina adicional na região anterior vestibular dos caninos mandibulares para a futura rampa de orientação. Antes de devolver o aparelho à boca, é importante que todo o monómero livre seja eliminado com uma seringa de ar. Quando o acrílico de presa estiver seco de monómero livre, o aparelho é lavado com água morna. O aparelho é então devolvido à boca e é efectuado um procedimento de manipulação manual bilateral. Quando o clínico sentir que os côndilos estão bem localizados, pede-se ao paciente para fechar os dentes posteriores no acrílico de fixação.

Os dentes mandibulares devem afundar no acrílico de fixação até os incisivos contactarem com o batente anterior. Após 5-10 segundos, o paciente é instruído a abrir lentamente até que a oclusão

A superfície do aparelho pode ser visualizada. As reentrâncias de cada dente mandibular são visíveis, assim como a quantidade suficiente de acrílico vestibularmente aos caninos para o desenvolvimento da orientação excêntrica. O paciente fecha novamente o aparelho até que a resina fique firme e mantenha a sua forma. Em seguida, retira o aparelho.

AJUSTAR O CONTACTO CR:

Marca com um lápis a área mais profunda da ponta de cada cúspide mandibular e do bordo incisal. Estes representam o contacto final da relação cêntrica que estará presente quando o aparelho estiver terminado. Remove-se o acrílico à volta da marca de lápis para que a superfície oclusal relativamente plana permita a liberdade excêntrica. A área anterior e labial a cada canino mandibular é preservada, estas áreas criarão o contacto desejado durante o movimento mandibular. O aparelho é colocado na boca e os contactos CR são marcados com papel articulador vermelho à medida que o paciente fecha. Todos os contactos devem ser refinados.

AJUSTAMENTO DA ORIENTAÇÃO ECENTRICA: quando os contactos CR desejados tiverem sido alcançados, a orientação anterior é refinada. O acrílico anterior ao canino é alisado. Deve apresentar uma angulação de 45 graus em relação ao plano oclusal e permitir que os caninos passem por ele de forma contínua e suave durante as excursões.

Com papel de articulação azul, o paciente fecha em RC e move-se em laterotrusivo direito e esquerdo, laterotrusivo direito. O papel azul é removido e substituído por vermelho e o paciente fecha em RC e os contactos são marcados. O aparelho é então removido. As linhas azuis na parte anterior representam os contactos laterotrusivos e protrusivos do canino mandibular e devem ser suaves e contínuas. Os contactos marcados a azul na superfície posterior do aparelho são interferências excêntricas posteriores e devem ser removidos, deixando apenas marcas vermelhas de relação cêntrica

INSTRUÇÕES E AJUSTES:

O paciente é instruído sobre a colocação e remoção correctas do aparelho. Usa a pressão dos dedos para o assentar e estabiliza-o com força de mordida. Retira-o prendendo-o perto da área do primeiro molar e puxando as extremidades distais para baixo. Aconselha o paciente a usar o aparelho sempre, exceto durante as refeições. O paciente deve ser informado sobre um aumento inicial da saliva e uma alteração temporária na fala, que desaparecerá assim que a língua se adaptar. O aparelho deve ser escovado regularmente. O paciente deve regressar dentro de 2 a 7 dias para avaliação. Nessa altura, as marcas oclusais do aparelho são novamente examinadas. À medida que os músculos relaxam, o côndilo assume uma posição mais superior-anterior e o aparelho deve ser ajustado em conformidade.

Alívio dos sintomas ⟶ diagnóstico correto foi feito

Sintomas não aliviados ⟶ dispositivo deve ser reavaliado, verifica o doente segue ou não as instruções ou a origem da perturbação pode estar incorrecta.

2. APARELHO DE REPOSICIONAMENTO ANTERIOR:

FABRICO E MONTAGEM DO APARELHO

O passo inicial na fabricação de um aparelho de posicionamento anterior maxilar é idêntico ao da fabricação de um aparelho de estabilização. O batente anterior é construído e o aparelho é adaptado aos dentes superiores. Como o acrílico que se estende sobre as superfícies vestibulares dos dentes maxilares não é necessário para fins oclusais, ele pode ser removido para melhorar a estética. Isto pode ser importante se o paciente precisar usar o aparelho durante o dia, embora o uso durante o dia seja raro.

LOCALIZA A POSIÇÃO ANTERIOR CORRECTA:

Utiliza o batente anterior para o localizar. A superfície do batente é ajustada de modo a ficar plana e perpendicular aos eixos longos dos incisivos inferiores. Quando os incisivos ocluem sobre ele, os dentes posteriores devem estar próximos, mas não em contacto com a parte posterior do aparelho. Quando o paciente se fecha no batente, avalia os sintomas articulares. Se os sintomas forem aliviados pelo aumento da dimensão vertical, fabrica o aparelho. Se não forem aliviados, o paciente é instruído a fazer uma ligeira protrusão e a abrir e fechar o aparelho nesta posição. Os sintomas articulares são avaliados. Se forem aliviados, a posição anterior que pára o estalido é marcada com papel de marcação vermelho; esta posição deve ser a distância anterior mais curta do CO que elimina os sintomas. Esta área é ranhurada com 1 mm de profundidade, o que proporcionará um local de contacto positivo. O aparelho é retirado da boca do paciente e adiciona-se acrílico autopolimerizável à superfície oclusal restante para que todos os contactos oclusais possam ser estabelecidos.

AJUSTAR A OCLUSÃO

O aparelho de posicionamento anterior requer contactos oclusais planos para todos os dentes que ocluem.

CRITÉRIOS FINAIS PARA O APARELHO DE REPOSICIONAMENTO ANTERIOR:

1. Na posição estabelecida para a frente, todos os dentes mandibulares devem entrar em contacto com ela com uma força uniforme.

2. A posição para a frente estabelecida deve aliviar todos os sintomas.

3. Na amplitude de movimento retrusiva, a rampa de orientação retrusiva lingual deve entrar em contacto após o fecho e direcionar a mandíbula para a posição anterior estabelecida.

4. O aparelho deve ter um polimento suave e ser compatível com as estruturas adjacentes dos tecidos moles.

INSTRUÇÕES E AJUSTES

Tal como acontece com o aparelho de estabilização, são dadas instruções sobre a colocação e remoção do aparelho de posicionamento anterior e conselhos sobre os seus cuidados adequados. O paciente é instruído a usar o aparelho apenas durante a noite. Durante o dia, o aparelho não deve ser usado para que a função normal do côndilo promova o desenvolvimento de tecido conjuntivo fibrótico no tecido retrodiscal. O tempo de uso do aparelho é determinado pelo tipo, extensão e cronicidade da doença.

3. UMA TALA DE RELAÇÃO CÊNTRICA

É um aparelho de acrílico duro de arco completo. Qualquer uma das arcadas pode ser utilizada, mas a arcada maxilar proporciona mais estabilidade, uma vez que todos os contactos mandibulares podem ser alcançados em superfícies planas. É muito difícil conseguir um contacto anterior e uma orientação adequados com o aparelho mandibular. A verificação de que os conjuntos côndilo-disco são capazes de funcionar normalmente na posição mais superior pode ser conseguida numa base experimental, testando da seguinte forma:

1. Teste de carga das juntas com pressão bilateral

2. Teste de aperto com os dentes separados

3. Auscultação Doppler

AJUSTAR OS CONTACTOS CR:

A superfície oclusal do aparelho é melhor ajustada marcando primeiro com um lápis a área mais profunda da ponta de cada cúspide vestibular mandibular e o bordo incisal. O acrílico que envolve as marcas de lápis é removido para que a superfície oclusal relativamente plana permita a liberdade excêntrica. Todos os contactos, tanto anteriores como posteriores, devem ser cuidadosamente refinados para que ocorram em superfícies planas com igual força oclusal. Ajustar a orientação excêntrica: As proeminências acrílicas labiais dos caninos mandibulares são alisadas. Devem apresentar uma angulação de cerca de 30 a 45 graus em relação ao plano oclusal e permitir que os caninos passem de forma suave e contínua durante as excursões protrusivas e laterotrusivas. É importante que os caninos mandibulares se movimentem livremente e de forma suave sobre a superfície oclusal do aparelho. Se a angulação das proeminências for muito acentuada, os caninos restringem o movimento mandibular e podem agravar uma desordem muscular existente.

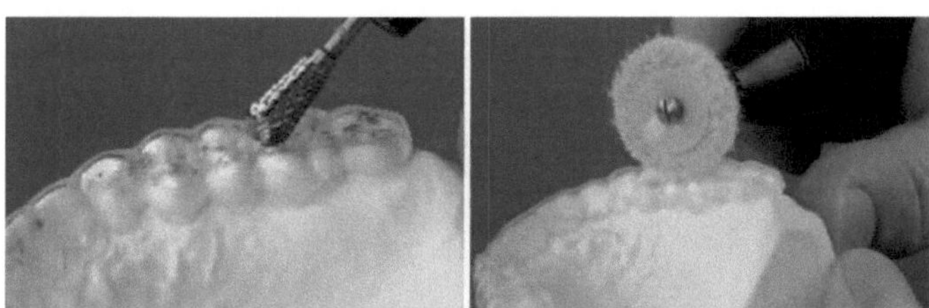

Fig 10.9

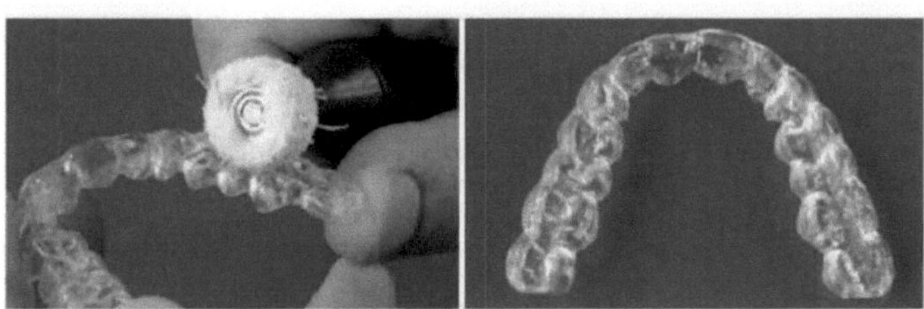

Fig 10.10

CRITÉRIOS FINAIS PARA O APARELHO DE RELAXAMENTO MUSCULAR:

Os oito critérios seguintes devem ser cumpridos antes de o paciente receber o aparelho de relaxamento muscular:

1. Deve encaixar com precisão nos dentes maxilares, com total estabilidade e retenção quando em contacto com os dentes mandibulares e quando verificado por palpação digital.

2. Na RC, todas as cúspides vestibulares mandibulares posteriores devem tocar em superfícies planas com uma força uniforme.

3. Durante o movimento protrusivo, os caninos mandibulares devem tocar o aparelho com uma força uniforme. Os incisivos mandibulares também podem entrar em contacto com o aparelho, mas não com mais força do que os caninos.

4. Em qualquer movimento lateral, apenas o canino mandibular deve apresentar contacto laterotrusivo com o aparelho.

5. Os dentes posteriores da mandíbula só devem entrar em contacto com o aparelho no fecho CR.

6. Na posição de alimentação de alerta, os dentes posteriores devem entrar em contacto com o aparelho de forma mais proeminente do que os dentes anteriores.

7. A superfície oclusal do aparelho deve ser tão plana quanto possível, sem marcas de cúspides mandibulares.

8. O aparelho oclusal é polido para não irritar os tecidos moles adjacentes.

INSTRUÇÕES E AJUSTES

O doente é instruído sobre a colocação e remoção correctas do aparelho. Quando o problema é o bruxismo, o uso noturno é essencial, enquanto que o uso diurno pode não ser tão importante. Quando o problema é a retrodiscite, o aparelho pode ter de ser usado a maior parte do tempo. Foi demonstrado que os distúrbios de dor miógena respondem melhor ao uso em tempo parcial (especialmente durante a noite), enquanto os distúrbios intracapsulares são melhor tratados com o uso contínuo. Se o uso do aparelho provocar um aumento da dor, o paciente deve interromper o uso e comunicar imediatamente o problema para avaliação e correção.

Em certas ocasiões, pode ser desejável o fabrico de um aparelho de relaxamento muscular mandibular. As evidências sugerem que os aparelhos maxilares e mandibulares reduzem os sintomas da mesma forma. As principais vantagens do tipo mandibular são que ele afeta menos a fala e a estética pode ser melhor.

4. UMA NOVA TALA OCLUSAL CAD/CAM

Clinicamente, são tiradas impressões maxilares e mandibulares e vertidas para produzir moldes de gesso. Também é tirado um MMR em posição retruída sem contacto com os dentes e utilizando um batente de dimensão vertical. Os autores utilizam um gabarito de dimensão vertical personalizado para controlar a relação vertical do MMR. Estes modelos e MMR são digitalizados utilizando um scanner a laser e articulados virtualmente em relação cêntrica e oclusão cêntrica. O software de computador também calcula o centro de rotação do côndilo com base em valores médios.

O modelo maxilar é digitalizado e o contorno da tala oclusal é construído. As dimensões da tala são analisadas automaticamente para garantir uma espessura oclusal mínima. Isto minimiza os riscos de perfurações das talas (especialmente nas áreas dos molares distais) ou, em alternativa, de sobre-embalagem das talas, o que tem problemas dimensionais significativos anteriormente. Depois de o desenho da tala ter sido aperfeiçoado digitalmente, é fresado a partir de um bloco de policarbonato de qualidade científica. O ajuste da tala é então verificado em relação ao modelo mestre. Todo o processo de desenho demora cerca de 30 minutos e o processo de fresagem demora 90 minutos.

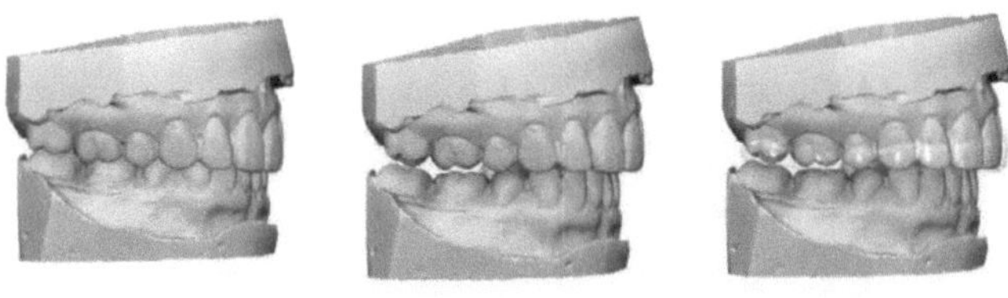

Fig. 10.11

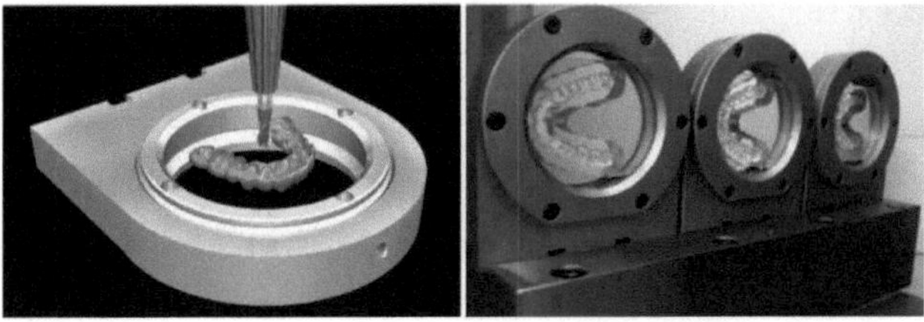

Fig. 10.12

5. NTI TSS SPLINT

MÉTODO DE FABRICO

Experimenta a tala em branco e utiliza um lápis para marcar os incisivos laterais como guia de assentamento.

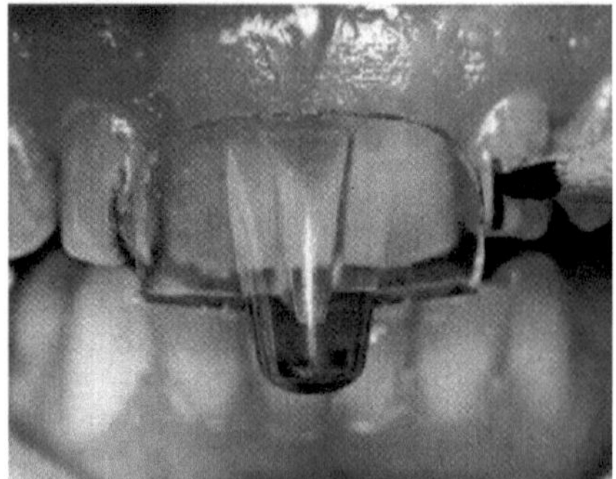

Fig10.13

Utiliza resina acrílica líquida de cura a frio para amolecer a superfície interior da peça em bruto

Pinta o líquido acrílico de cura a frio no interior da peça com um micro pincel

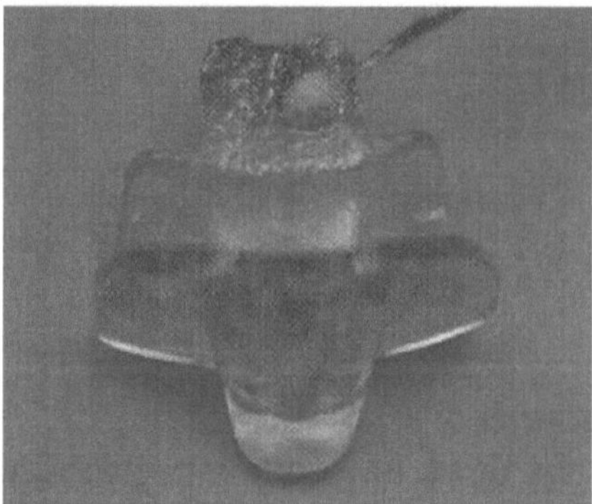

Fig. 10.14

Pinta o líquido de cura a frio com resina composta.

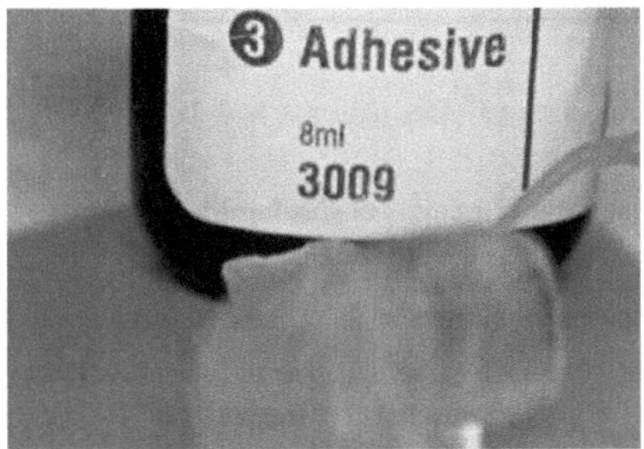

Fig. 10.15

Carrega a peça em bruto com resina composta e coloca um saco de

congelação por cima, antes de a colocares no lugar, usando os marcadores

de lápis como guias.

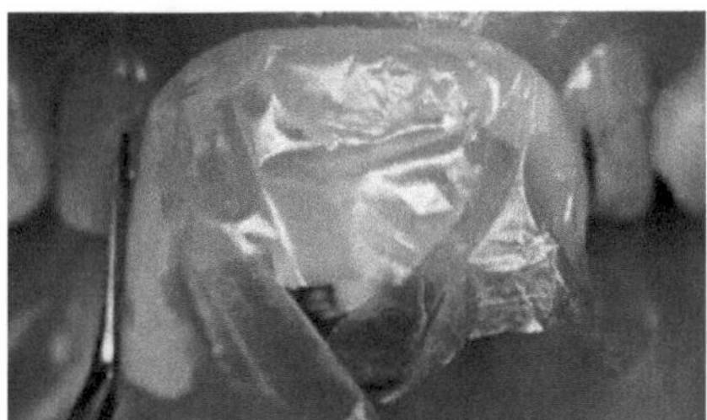

Fig. 10.16

Fotopolimeriza as superfícies externa e lingual da peça bruta durante 10

segundos cada. Retirar a tala da boca e fotocurar o compósito durante mais

10 segundos através do saco de congelação.

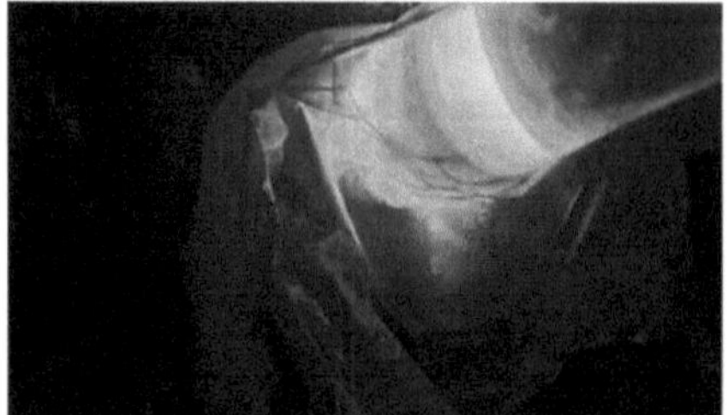

Fig. 10.17

Contorna as margens com um disco de esmeril extra grosso

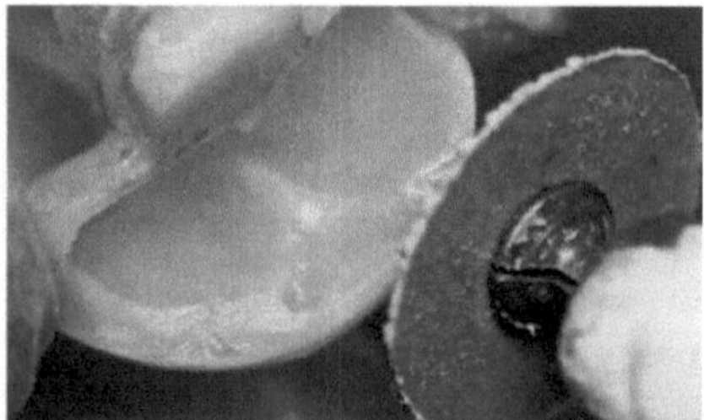

Fig. 10.18

Reduzir a barra oclusal para limpar a oclusão

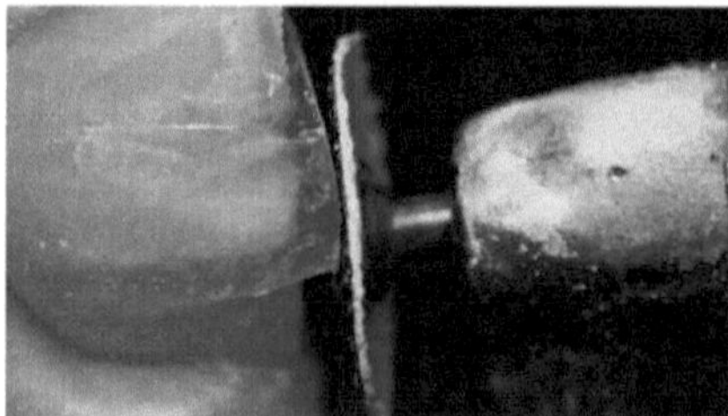

Fig. 10.19

Reduz a extensão labial. Isto faz com que a tala seja fácil de usar.

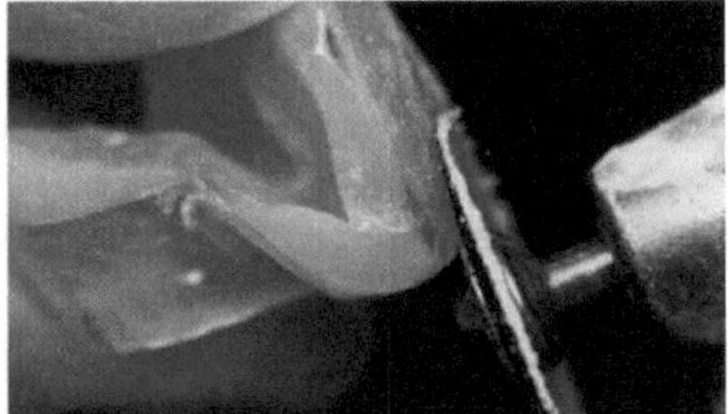

Fig. 10.20

Polir a tala com um cone de borracha ou uma roda

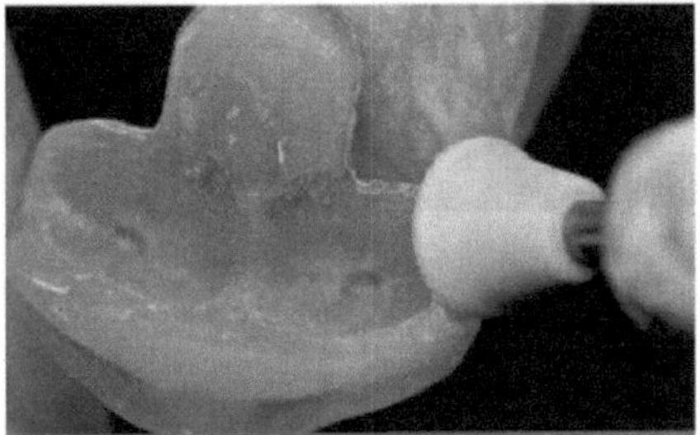

Fig. 10.21

A tala é então colocada na boca do paciente

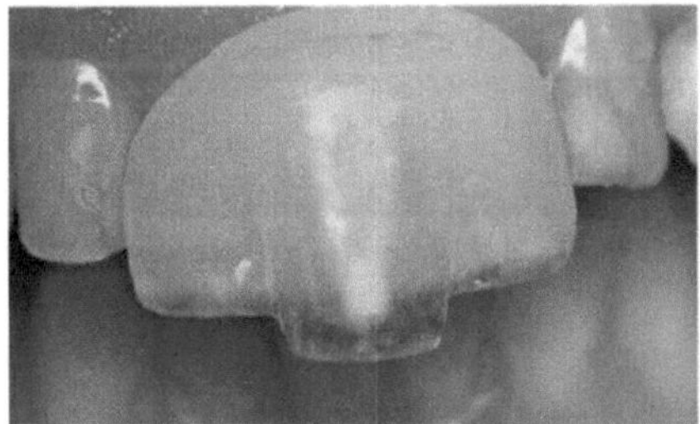

Fig. 10.22

6. DISCUSSÃO

O sistema mastigatório é a unidade funcional, complexa e altamente refinada do corpo, responsável principalmente pela mastigação, fala e deglutição. O sistema é composto por ossos, articulações, ligamentos, dentes e músculos. Um intrincado sistema de controlo neurológico regula e coordena todos estes componentes estruturais. A função do sistema mastigatório é complexa. A contração discriminatória dos vários músculos da cabeça e do pescoço é necessária para mover a mandíbula com precisão e permitir um funcionamento eficaz. Um sistema de controlo neurológico altamente refinado regula e coordena as actividades de todo o sistema mastigatório. É constituído principalmente por nervos e músculos, daí o termo sistema neuromuscular.

O alinhamento e a oclusão da dentição são extremamente importantes para a função mastigatória. As actividades básicas de mastigação, deglutição e fala dependem muito não só da posição dos dentes nas arcadas dentárias, mas também da relação dos dentes opostos quando estes são colocados em oclusão. O bruxismo é um fator potencial e causal das perturbações da articulação temporomandibular. Os sinais e sintomas clínicos da desordem temporomandibular podem ser agrupados em três categorias, de acordo com as estruturas que são afectadas

1. Os músculos

2. A articulação temporomandibular

3. A dentição

A escolha do tratamento protético depende da análise e interpretação dos resultados que o dentista adquiriu durante a história médica e dentária e o exame clínico. Não existe um tratamento único que seja adequado para todas as desordens temporomandibulares. Por conseguinte, a realização de um diagnóstico correto torna-se uma parte extremamente importante da gestão das perturbações. Em muitos casos, o sucesso da terapia não depende de quão bem o tratamento é efectuado, mas sim de quão apropriada é a terapia para a doença. Por outras palavras, um diagnóstico correto é a chave para um tratamento bem sucedido.

Considerações comuns sobre o tratamento com talas

A maioria das conclusões é que as talas diminuem a atividade muscular (particularmente a atividade parafuncional). Quando a atividade muscular é reduzida, a dor miogénica diminui. A diminuição da atividade muscular também diminui as forças exercidas sobre as ATMs e outras estruturas do sistema mastigatório. Quando estas estruturas são descarregadas, os sintomas associados diminuem.

Antes de iniciar qualquer terapia permanente, é necessário ter em conta que existem cinco características gerais comuns a todas as talas que podem ser responsáveis pela diminuição da atividade muscular e dos sintomas.

1. Alteração da condição oclusal - Todas as talas oclusais alteram temporariamente a condição oclusal existente. Uma mudança, especialmente para uma condição mais estável e óptima, geralmente diminui a atividade muscular e elimina os sintomas.

2. Alteração da posição do côndilo - A maioria das talas altera a posição do côndilo para uma posição mais estável do ponto de vista músculo-esquelético ou para uma posição estruturalmente mais compatível e funcional. Este efeito sobre a articulação pode ser responsável por uma diminuição dos sintomas.

3. Aumento da dimensão vertical - Todas as talas interoclusais aumentam a dimensão vertical do paciente. Este efeito é universal, independentemente dos objectivos do tratamento. Foi demonstrado que o aumento da dimensão vertical pode diminuir a atividade muscular e os sintomas.

4. Consciência cognitiva - Os pacientes que usam talas oclusais tornam-se mais conscientes do seu comportamento funcional e parafuncional. A tala funciona como um lembrete constante para alterar as actividades que podem afetar a perturbação. À medida que a

consciência cognitiva aumenta, os factores que contribuem para a perturbação diminuem. O resultado é uma diminuição dos sintomas.

5. Efeito placebo - Como em qualquer tratamento, pode ocorrer um efeito placebo. Um efeito placebo positivo pode resultar da forma competente e tranquilizadora com que o médico aborda o doente e lhe dá uma explicação do problema e a garantia de que a tala será eficaz, o que muitas vezes leva a uma diminuição do estado emocional do doente, que pode ser o fator significativo responsável pelo efeito placebo.

Quando os sintomas de um paciente são reduzidos pela terapia com splint oclusal, cada um desses cinco fatores deve ser considerado como responsável pelo sucesso. O tratamento permanente deve ser adiado até que existam provas significativas que excluam os outros factores.

7. CONCLUSÃO E RESUMO

Apesar das questões não respondidas sobre os mecanismos fisiológicos que explicam a eficácia dos aparelhos intra-orais na redução dos sintomas das DTMs, ainda existe uma grande quantidade de documentação que comprova que os aparelhos intra-orais, quando utilizados no plano de tratamento com precisão, podem contribuir para o alívio dos sintomas das DTMs. O clínico é encorajado a avaliar completamente cada caso particular de paciente, num esforço para desenvolver um diagnóstico diferencial que leve a um plano de tratamento eficaz. Antes de iniciar qualquer terapia com aparelhos para uma DTM, o médico deve estar confiante de que o paciente irá beneficiar da abordagem terapêutica. Se os sintomas forem reduzidos, isso fornecerá informações adicionais de diagnóstico. O médico também deve considerar que 40% dos pacientes que sofrem de DTM demonstram uma resposta favorável à terapia devido a um efeito placebo. Como em qualquer tratamento, uma boa relação paciente-dentista, concomitantemente com a educação patente, pode aliviar os sentimentos e as ansiedades do paciente. Pode contribuir para uma resposta positiva e favorável à terapia com splint oclusal intra-oral.

8. REFERÊNCIAS

1. **Okeson JP.** Gestão de desordens temporomandibulares e oclusão. 4th Edition.St Louis:Mosby, 1998.pp.8.

2. **Wassell R W, Adams N., Kelly PJ.** Tratamento de desordens temporomandibulares através de talas estabilizadoras na prática dentária geral: resultados após o tratamento inicial. *Br Dent J* 2004;197:35-41

3. **Haold G.** Simpósio sobre disfunção e tratamento da articulação temporomandibular. *Dent Clin N Am* 1983;27

4. **Bom amigo**. Sintomatologia e tratamento das anomalias da articulação mandibular. *Dent. Cosmos* 1933;75:844

5. **Costen J.B.** Algumas características da articulação mandibular no que diz respeito ao diagnóstico médico de otorrinolaringologia. *J.Am.Dent.Ass.* 1937;24:1507

6. **Saper, Schwartz L.** Síndromes da articulação temporomandibular. *J. Prosthet Dent* 1957;7:489-494

7. **Okeson J. P.** Gestão de desordens temporomandibulares e oclusão. St. Louis, Mosby 1993;111,125

8. **Shore N.A**. Programa educacional para pacientes com disfunção da ATM.

J Prosthet Dent. 1970;23:691

9. **Kyes, Cohn L. A.** Factores de oclusão dentária pertinentes para o problema da restauração e da prótese. *J Prosthet Dent* 1959;9:256-259

10. **Loiselle, Newton A. V.** Causas predisponentes para a disfunção da articulação temporomandibular. *J Prosthet Dent* 1969;22:647-650

11. **Laskin, Perry H. T.** A sintomatologia dos distúrbios da articulação temporomandibular. *J Prosthet Dent* 1969;19:288-293

12. **Ramfjord S. P.** Disfunção da articulação temporomandibular e dores musculares *J Prosthet Dent* 1961;11:353-357

13. **Lerman MD.** Um conceito unificador da síndrome de dor e disfunção da ATM. *J Am Dent Ass.* 1973;86: 833

14. **Harry M. K.** Simpósio sobre disfunção da articulação temporomandibular. *Dent Clm N Am* 1966;17

15. **Ronald A.** Desordens temporomandibulares e dor orofacial. *Dent Clin N Am* 1991;35

16. **Hegde V.** Uma revisão dos distúrbios da articulação temporomandibular. *J Indian Prosthodont Soc* 2005;5:56-61

17. **Mongini F, Ciccone G, Ibertis F.** Características de personalidade e sintomas acompanhantes na disfunção da articulação temporomandibular, dor de cabeça e dor facial. *J Orofacpain* 2000;14:310-319

18. **Ramakrishna RB, Nayar S V.** Indicadores de oclusão: Uma revisão. J *Indian Prosthodont Soc* 2007;7:170-174

19. **Carossa S, Lojacono A, Schierano G, Pera P**. Avaliação dos contactos oclusais no laboratório dentário: Influência da espessura da tira e da experiência do operador. *Int JProsthodont* 2000;13:201-4.

20. **Lyons MF, Sharkey SW, Lamey PJ**. Uma avaliação do sistema de análise oclusal computorizada T-Scan. *Int J Prosthodont* 1992;5:166-72.

21. **Delong R, Ko CC, Anderson GC, Hodges JS, Douglas WH.** Comparação dos contactos intercuspiais máximos de pacientes dentários virtuais e moldes dentários montados. *JProshet Dent* 2002;88:622-30.

22. **Manns AE, Jorge L, Picand B**. Guia prático de oclusão dentária.2nd Edição Cracas:Amolca,2008.pp. 163-198

23. **Dylina TJ**. Uma abordagem de senso comum à terapia com talas. *J Prosthet Dent* 2001;86:539-545.

24. **Dawson P T.** Oclusão funcional da ATM ao desenho do sorriso. Mosby 2007.pp.380-392.

25. **Okeson JP.** Gestão de desordens temporomandibulares e oclusão. 4th Edition.St Louis:Mosby, 1998.pp.8.

26. **Dunn DB, Lewis MB**. Talas oclusais CAD/CAM: Um novo paradigma.

Prática dentária australiana 2011;130-134

27. **Stapelmann H, Turp JC**. O dispositivo NTI tss para a terapia do bruxismo, desordens temporomandibulares e cefaleias - Em que ponto estamos? Uma revisão sistemática qualitativa da literatura.

28. **Mc Carroll RS, Naeije M, Kim YK, HanssonTL**. O efeito imediato das alterações induzidas por talas no posicionamento da mandíbula sobre a assimetria da atividade muscular mastigatória submáxima. *J Oral Rehabil* 1989;16:163- 170

29. **Ferrario VF, Forzac S, Tartaglia GM, Dellavia C**. Efeito imediato da tala de estabilização na atividade dos músculos mastigatórios em pacientes com desordem temporomandibular. *J Oral Rehabil* 2002;29.

30. **Manns A, Iralles R, Cumsille F**. Influência da dimensão vertical na atividade electromiográfica do músculo masseter em pacientes com disfunção mandibular. *J Prosthet Dent* 1985;53:243-244.

31. **Solberg WK, Clark GT, Rugh JD.** Noturnal electromyographic evaluation of bruxism patients undergoing short term splint therapy, *J Oral Rehabil* 1975;2:215-223

32. **Okeson JP.** Gestão de desordens temporomandibulares e oclusão. 4th Edition.St Louis:Mosby, 1998.pp.509-533

33. **Jens C. T, Jorg R. S**. Reabilitação protética em pacientes com desordens

temporomandibulares. *J. ProsthetDent* 1996;76:418-423

34. **Joseph K. L, Boston J. R, Thomas E. R.** A influência do movimento mandibular no som da articulação em pacientes com desordens temporomandibulares. *J. Prosthet Dent* 1999;81:186-195

35. **Mongini F.** Avaliação anatómica e clínica da relação entre a articulação temporomandibular e a oclusão. *J. Prosthet Dent* 1977;38:539-541

36. **Weinberg L. A.** Terapia protética definitiva para pacientes com articulação temporomandibular Parte I: deslocamento anterior e posterior do côndilo. *J. ProsthetDent* 1983;50:544-547

37. **Weinberg L. A.** Terapia protética definitiva para pacientes com articulação temporomandibular Parte II: deslocamento condilar posterior e superior. *J. Prosthet Dent* 1983;50:690-699

38. **Hilsen K. L.** Desordem temporomandibular protética: objectivos de tratamento e gestão. *J. ProsthetDent* 1995;4:58-64

39. **Pullinger A. G, Hollender L, Solbery W. K.** Um estudo tomográfico da posição do côndilo mandibular numa população assintomática. *J. Prosthet Dent* 1985;53:706-713

40. **Arbree N. S, Campbell S, Renner R.** A survey of temporomandibular disorder conducted by the greater new york academy of prosthodontics" *J. Prosthet Dent* 1995;74:512-516

41. **Mohl N. D, Lund J. P, Mccall W. D.** Dispositivos para o diagnóstico e tratamento de desordens temporomandibulares Parte II: eletromiografia e sonografia *J. ProsthetDent* 1990;63:332-336

42. **Posselt U.** A síndrome da articulação temporomandibular e a oclusão *J. Prosthet Dent* 1971;25:432-437

43. **Shupe R. J.** Efeito da orientação oclusal na atividade muscular do maxilar. *J. Prosthet Dent* 1984;51:811-816

44. **Campbell J.** Extensão do espaço da articulação temporomandibular por métodos derivados de procedimentos ortopédicos gerais. *J. Prosthet Dent* 1957;7:386-399

45. **Sheppard T. M.** Movimentos ântero-posterior e póstero-anterior da mandíbula e centricidade condilar durante a função. *J. Prosthet Dent* 1962;12:86-94

46. **Stuart C. E.** Precisão na medição de dimensões e relações funcionais em próteses orais. *J. Prosthet Dent* 1959;9:220-236

47. **Gelb H.** O papel do dentista e do otorrinolaringologista na avaliação dos síndromes da articulação temporomandibular. *J. Prosthet Dent* 1967;63:18-497

48. **Kelly H. T, Goodfriend D. J.** Significado médico do equilíbrio do mecanismo mastigatório. *J. ProsthetDent* 1964;14:-159-164

49. **Isaacson D. A.** Estudo clínico da trajetória do côndilo. *J. Prosthet Dent* 1959;9:927-931

50. **Joniot B.** Postura fisiológica de repouso da mandíbula. *J. Prosthet Dent* 1974;31:4-8

51. **Farrar W.** Características do trajeto condilar no desarranjo interno da articulação temporomandibular. *J. Prosthet Dent* 1978;38:319-323

52. **Travell J.** Dores na articulação temporomandibular provocadas pelos músculos da cabeça e do pescoço. *J. ProsthetDent* 1960;10:745-749

53. **Vaughan H.C.** Dor na articulação temporomandibular: uma nova abordagem de diagnóstico. *J. Prosthet Dent* 1954;4:694-698

54. **Felício CM**. Terapia miofuncional combinada com splint oclusal no tratamento da síndrome da dor por disfunção da articulação temporomandibular. *Br Dent J* 1991;2:27-33

55. **Fayed MS**. Terapia com splint oclusal e ressonância magnética. *World J Orthod* 2004;5: 133-140.

56. **Jokstad A.** Comparação clínica entre dois modelos diferentes de talas para a terapia de desordens temporomandibulares. *Ata Odontologica Scandinavica* 2005;63:218-226

57. **Ghadiali B, Shigli K. A tala de sobreposição** oclusal amovível na gestão do desgaste dentário. Jornal de *Prótese Dentária da Índia*

2007;7:153-157

58. **Badel T, Kraljevic S, Panduric J.** Terapia pré-protética utilizando uma tala acrílica oclusal temporária: Relata um caso. *Quintessence Int* 2004;35:401-405.

59. Alencar JR, Becker A. Avaliação de diferentes splints oclusais e aconselhamento no tratamento da disfunção da dor miofascial. *J Oral Rehabil* 2009;36:79-85.

60. **Bertram S, Rudisch A, Bodner G, Emshoff R.** O efeito a curto prazo das talas de estabilização na assimetria local dos locais do músculo masseter. *J Oral Rehabil* 2001;28:1139-1143.

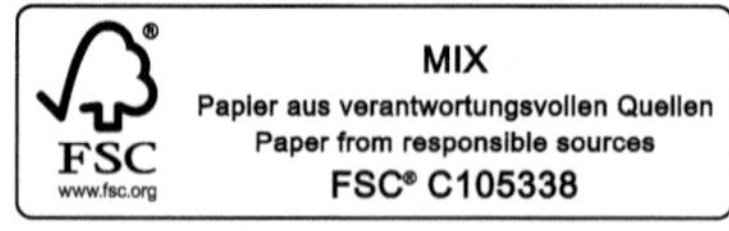

Printed by Books on Demand GmbH, Norderstedt / Germany